9割の人が間違っている炭水化物の摂り方

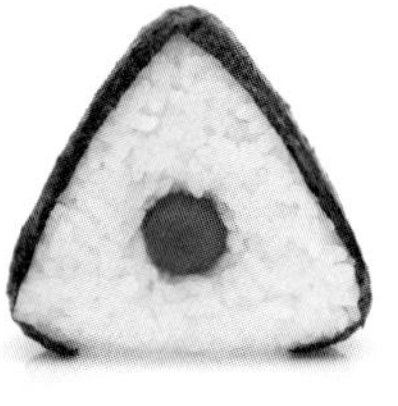

文教大学教授・管理栄養士
笠岡誠一

アスコム

あなたは、炭水化物を一生減らして生きる人生を歩みたいですか？

これは、間違った炭水化物の摂り方をしたAさんに起こった悲劇です。

糖質オフダイエット
というものを、
web記事で見かけました。

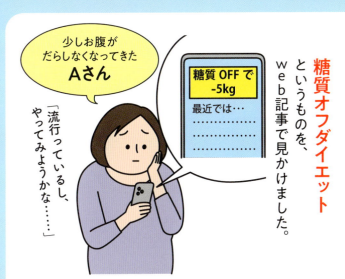

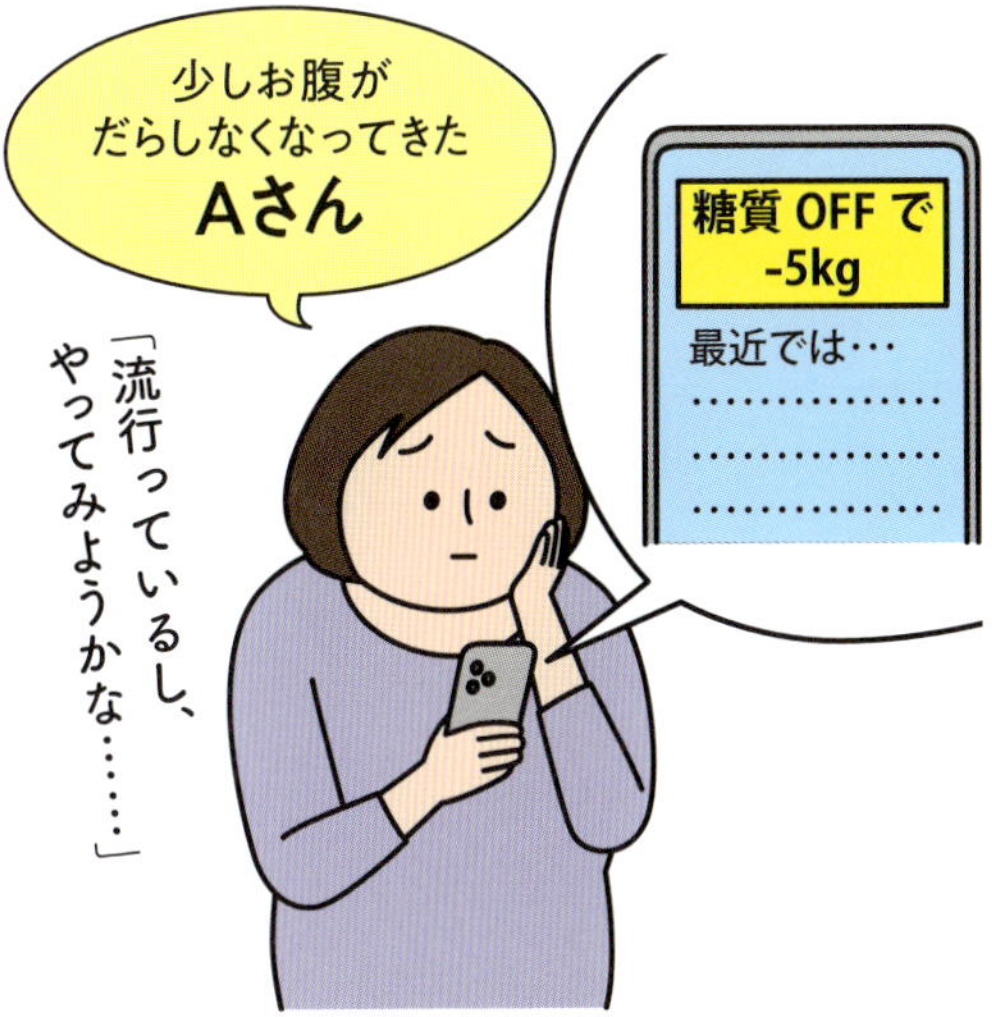
少しお腹が
だらしなくなってきた
Aさん
糖質 OFF で
-5kg
最近では…
「流行っているし、
やってみようかな……」

気軽に試せるダイエットなので、
試してみることにしました。
やり方は簡単。

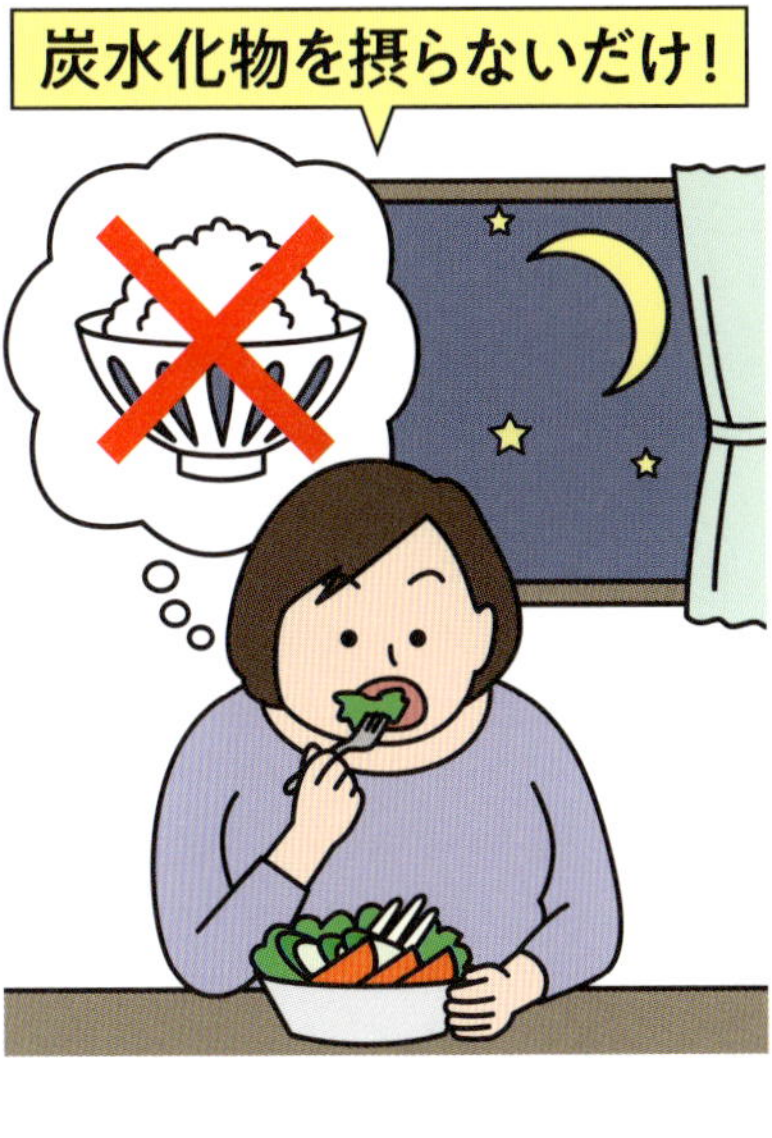
炭水化物を摂らないだけ！

シンプルなダイエットで、
野菜を積極的に摂って、
お腹いっぱいにさせる作戦です。

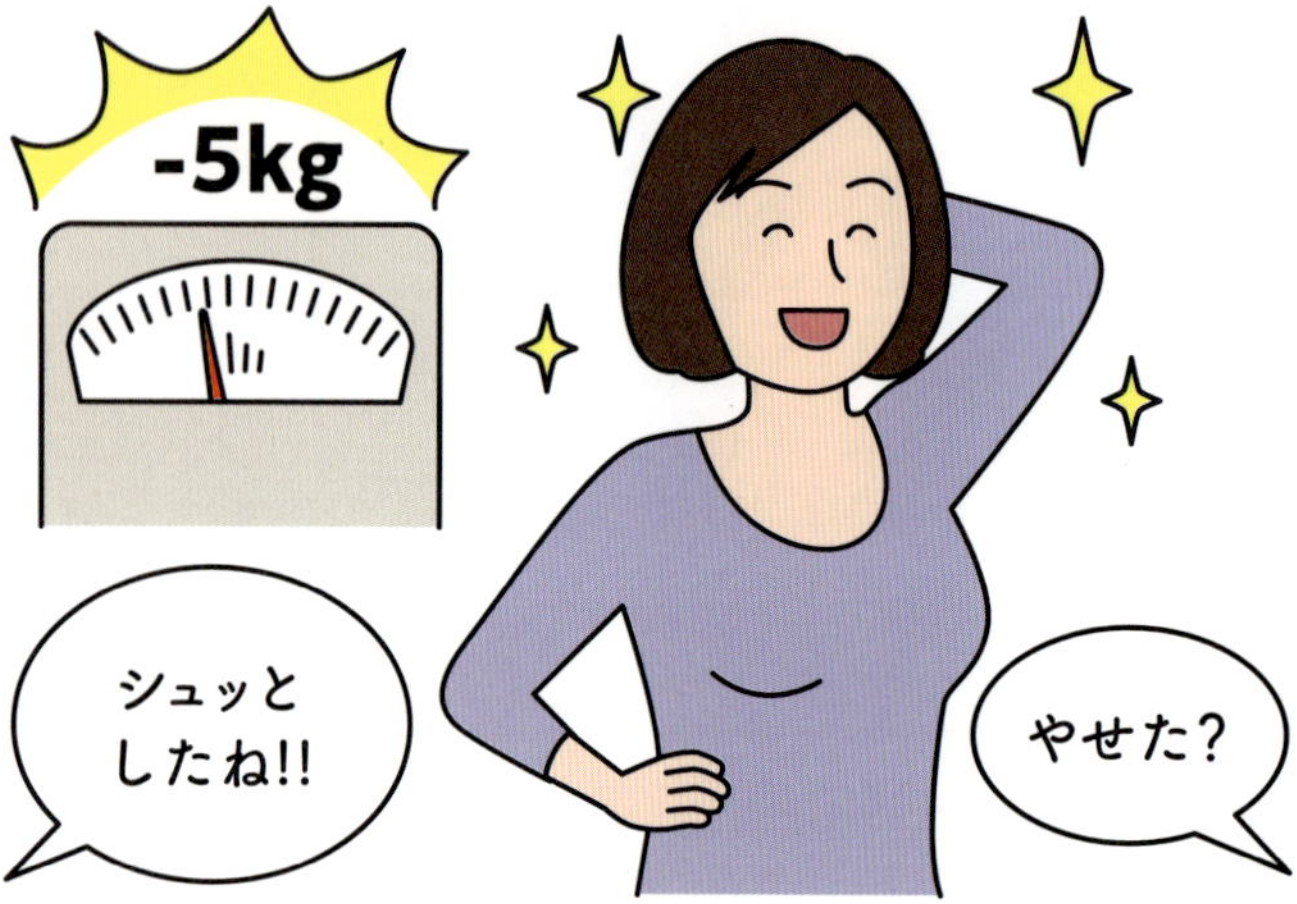

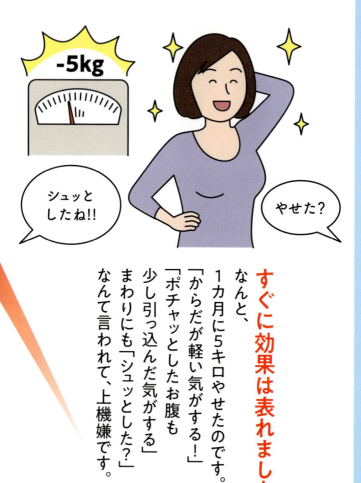

すぐに効果は表れました。

なんと、
1カ月に5キロやせたのです。
「からだが軽い気がする!」
「ポチャッとしたお腹も
少し引っ込んだ気がする」
まわりにも「シュッとした?」
なんて言われて、上機嫌です。

でも、
続けていくうちに、
どんどんほかの
デメリットが
大きくなって
いきました。

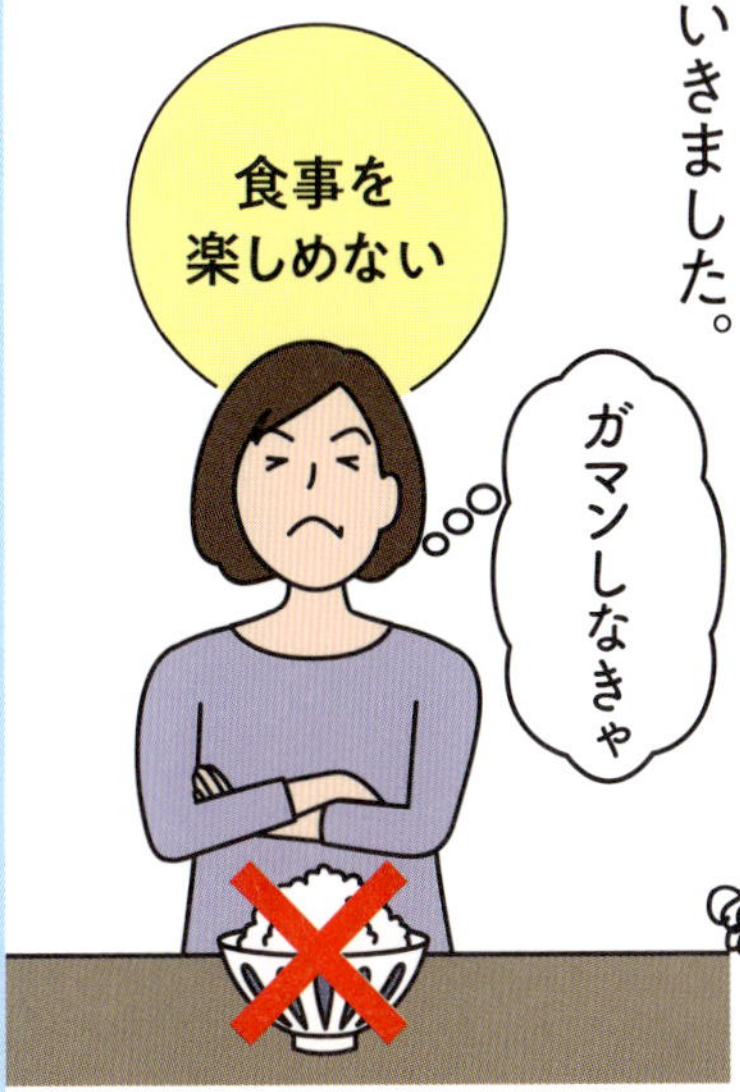

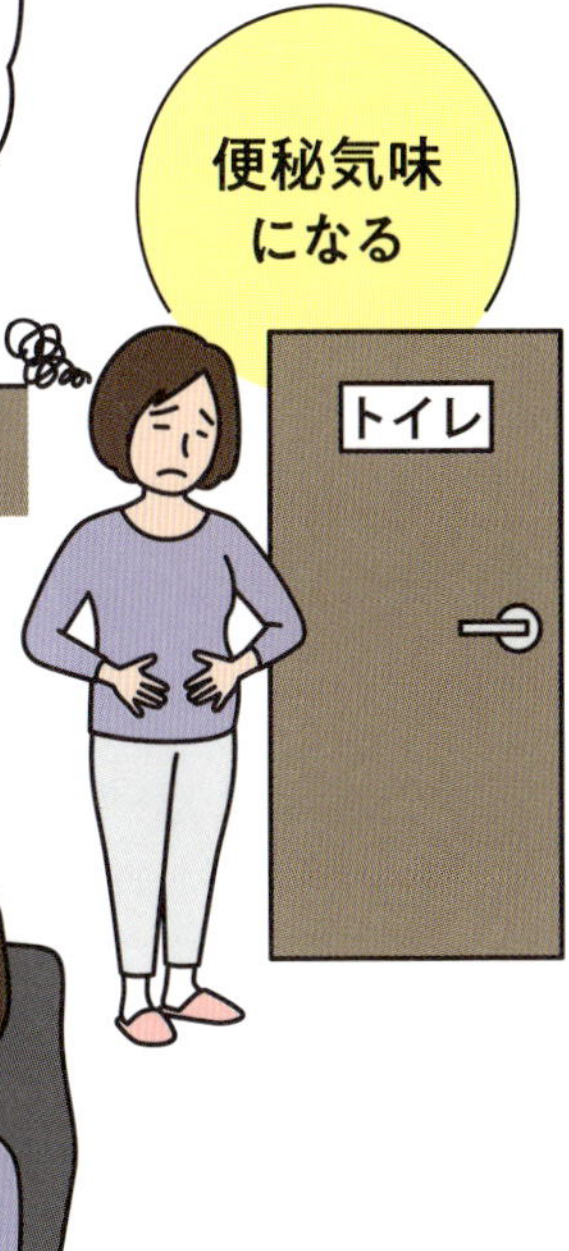

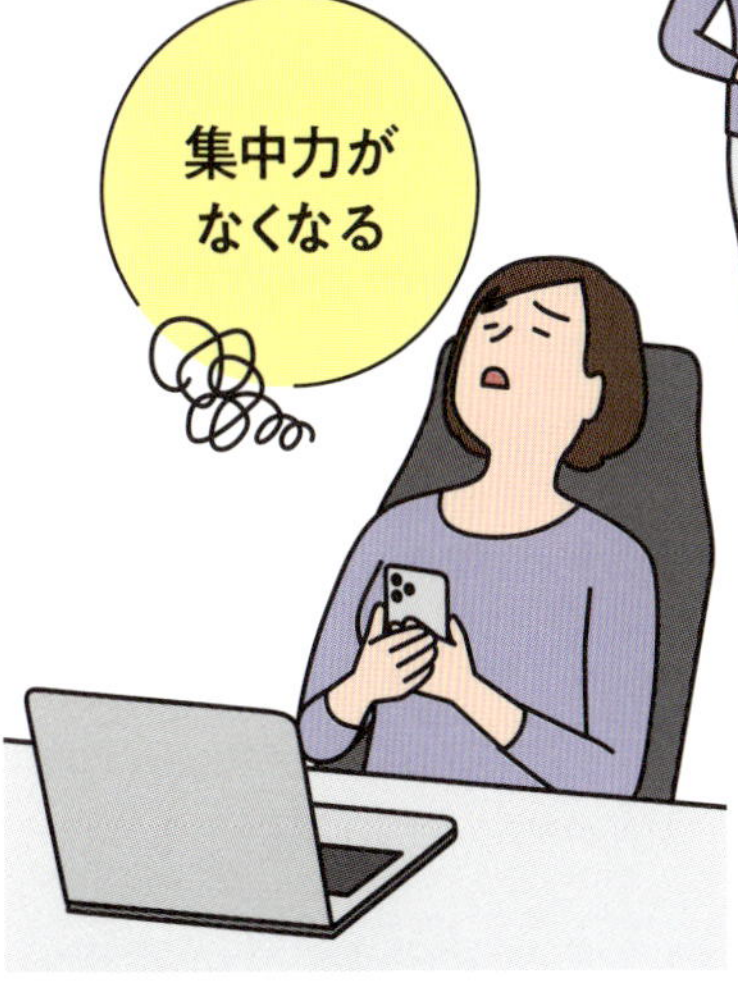

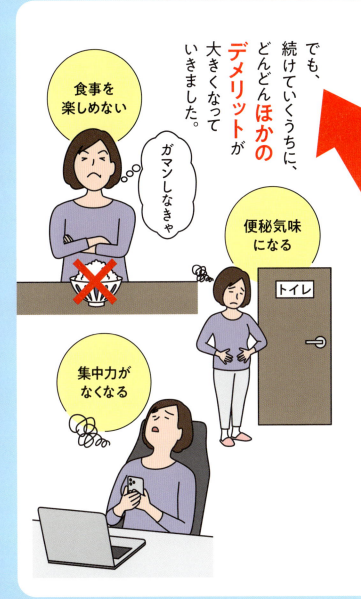

そして、
とうとう
この日が来ました。
無性に
食べたくなる日が
来るのですが、
なんとかガマンして
やり過ごしていました。
しかし……

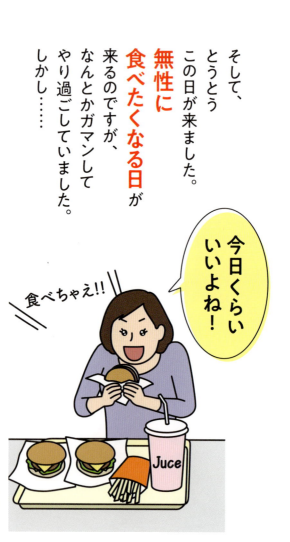

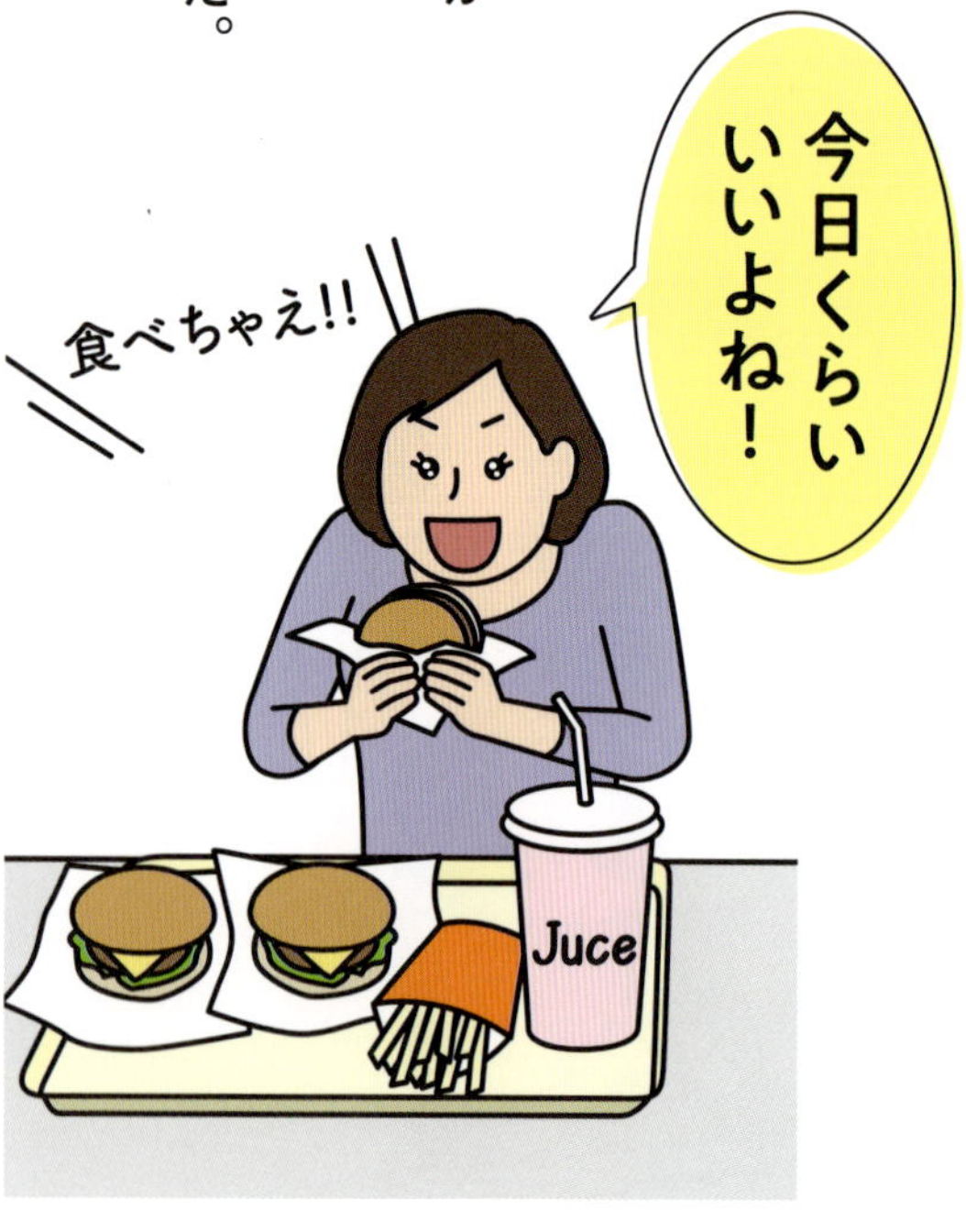

……とドカ食い。

次の日、
とてつもない罪悪感を
感じてしまいました。

それ以降、**罪悪感を感じながら**
ご飯を食べる。そして後悔。

そんな日が増えていきました。
そして、いつからか
その罪悪感からも
目をそらすように
なっていました。

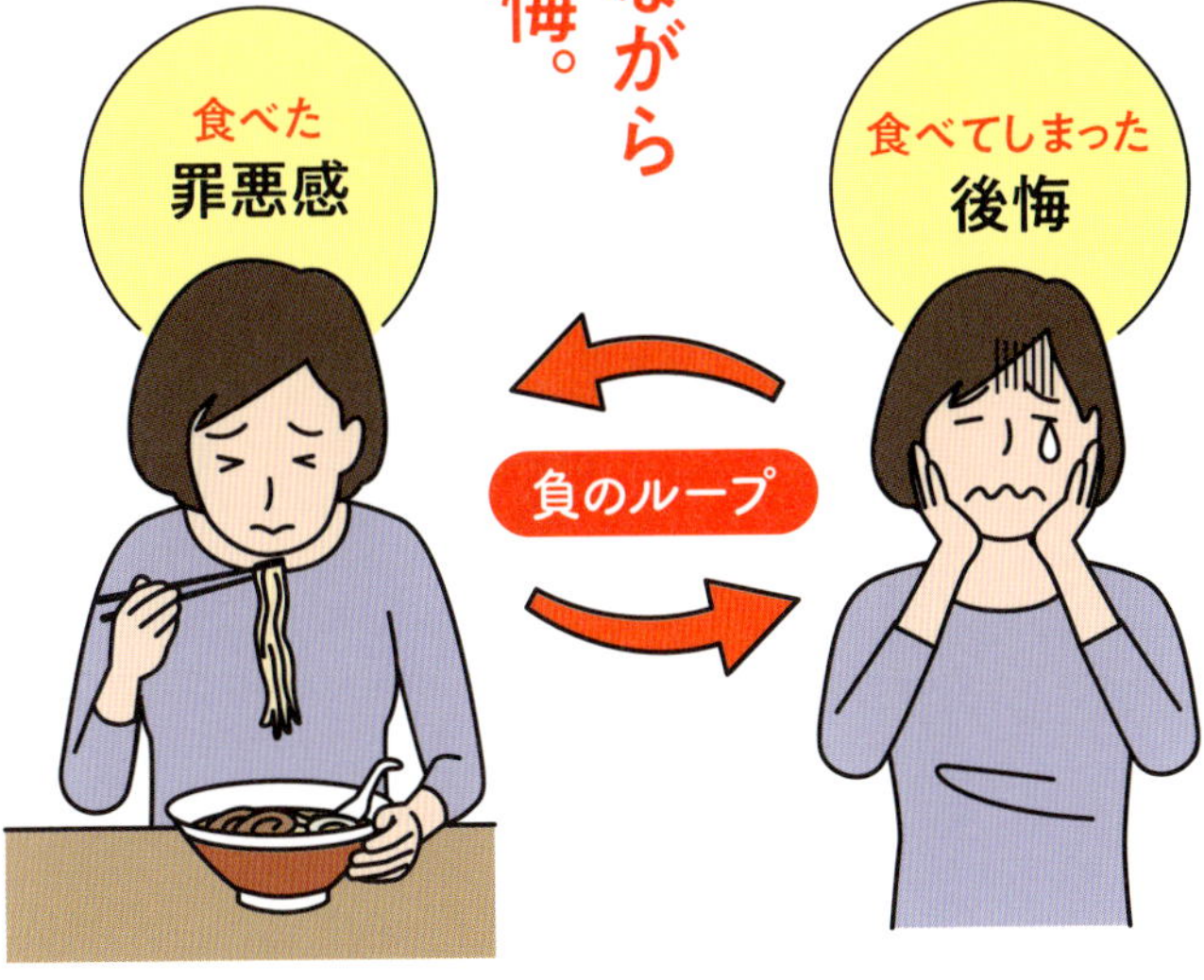
食べた
罪悪感
食べてしまった
後悔
負のループ

「なんとなくだるい」などの不調を抱え、
ドカ食いをしてはちょっと罪悪感を覚える日々。

お腹の調子も悪くなり、
便秘と下痢を繰り返す
などの悩みが増えました。

気づけば、もとの体重どころか、

もとの体重から10キロも増えている

と気づきました。

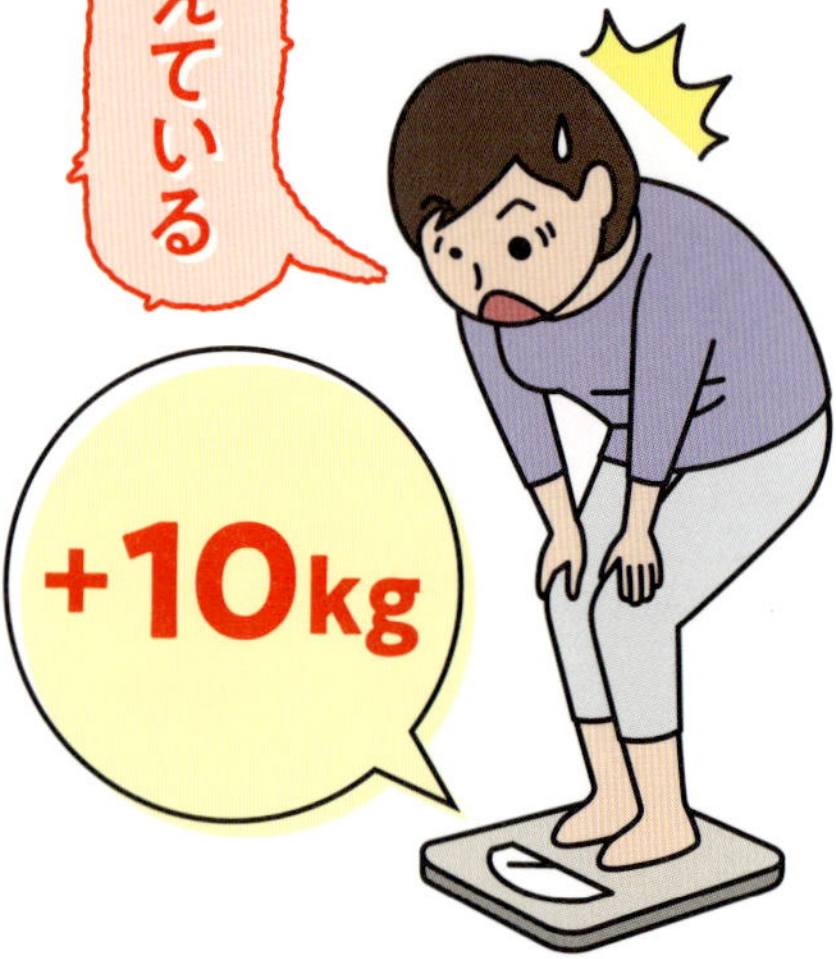

……なんとなく、思い当たる方、
いらっしゃらないでしょうか。
さて、突然ですが、ここでクイズです。

Q

このAさんの物語の中で、
Aさんは炭水化物に関していくつの
間違いを犯してしまったでしょうか?

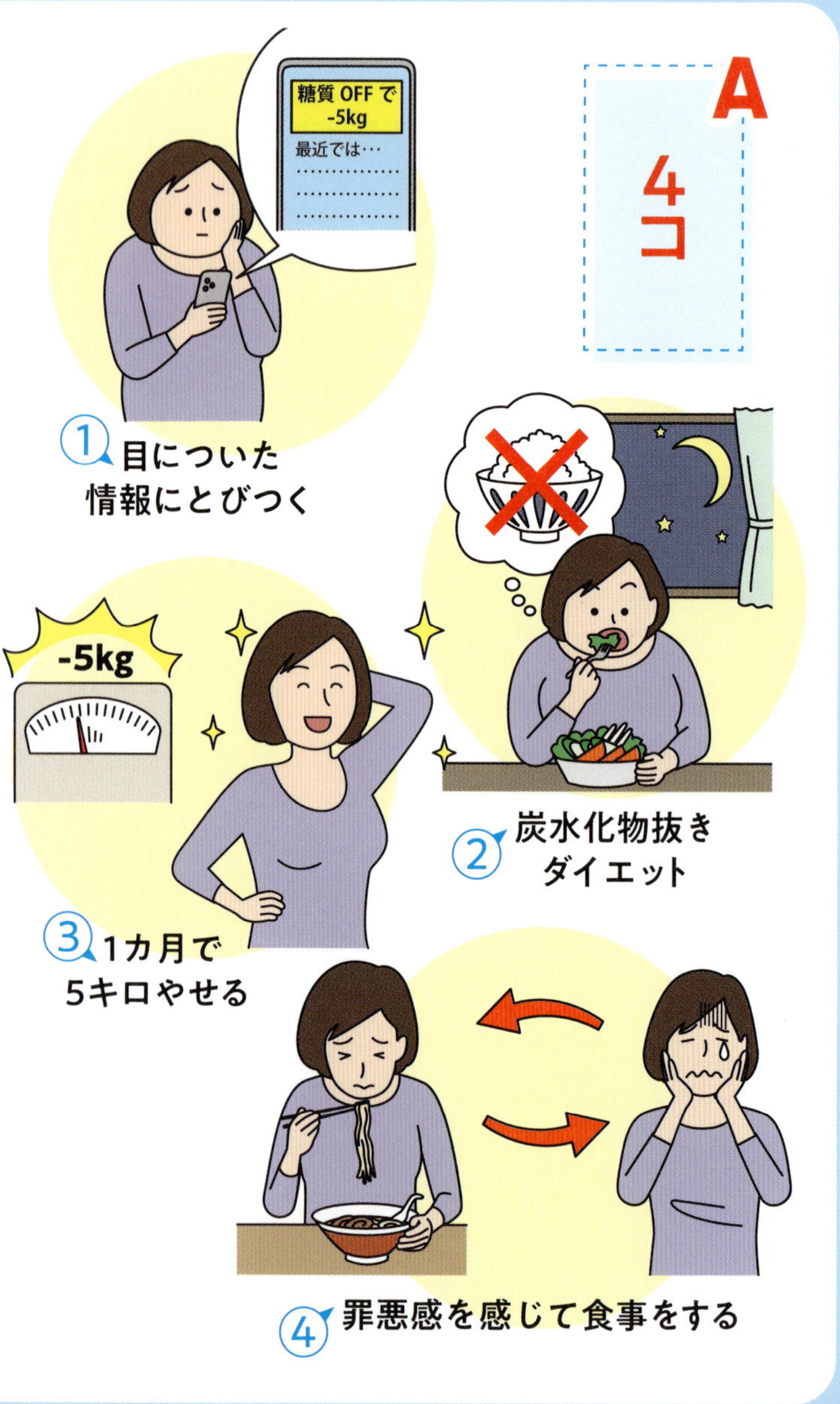
糖質 OFF で
-5kg
最近では…
A
4コ
①目についた
情報にとびつく
②炭水化物抜き
ダイエット
-5kg
③1カ月で
5キロやせる
④罪悪感を感じて食事をする

詳しくは第1章で後述しますが、
このAさんはこのような間違った炭水化物の
摂り方のせいで、どんどんと健康を損なってしまいました。

今、ちまたで流行っている
数多のダイエットや健康法は、一見、
「簡単」で、
「ラク」で、
「すぐできる」
ものであふれかえっています。

しかし、そううまくはいきません。

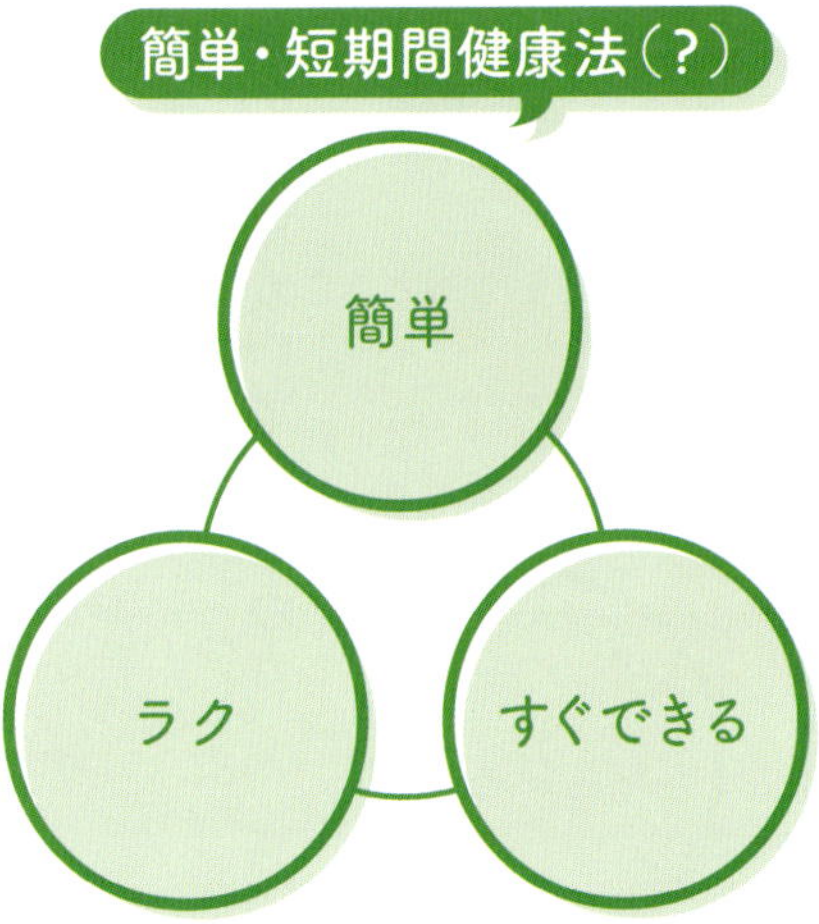

本書を手に取っていただいた皆さんの中には、
なにかしらのダイエットや健康法を試したものの、
「うまくいかなかった……」という方が多いのではないでしょうか。

それは、あなたの意志が弱いとか、
そういうことではなく、
これらの**ダイエット・健康法は**
「挫折の構造」が
出来上がっているからなのです。

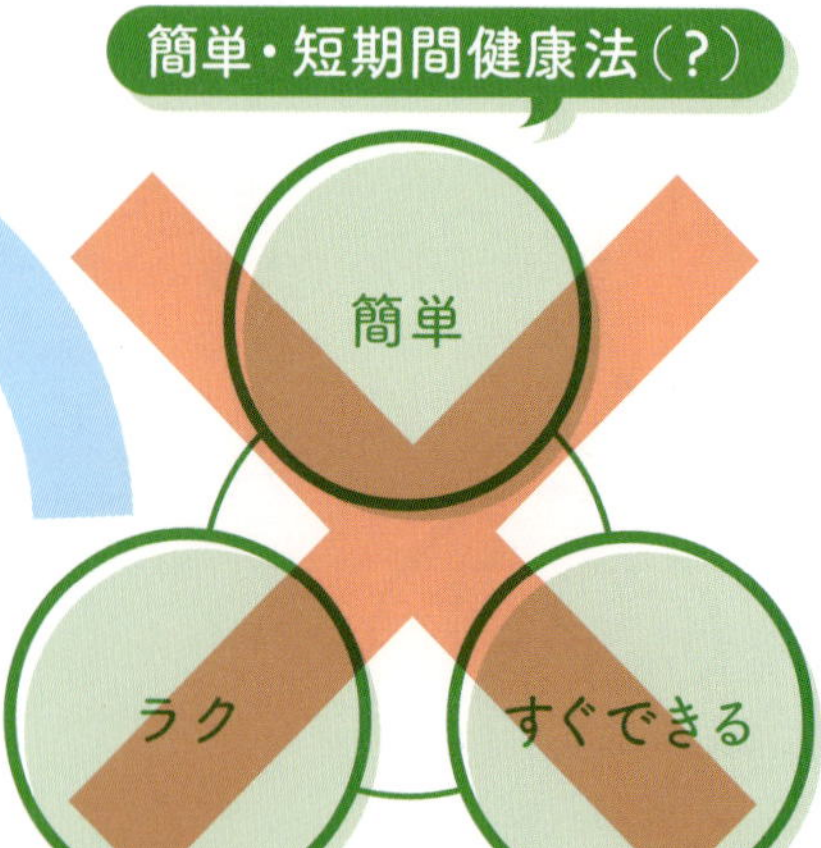

「簡単」で、「ラク」で、
「すぐできる」という
簡単・短期間健康法を裏返すと、

この**挫折のトライアングル**が
待っているのです。

それは、往々にして、炭水化物を悪にし、
単純に「主食をオフにしましょう」という傾向にあります。
適切に、これからの人生をかけて健康的なからだづくりをしたいのならば、
炭水化物に関する適切な知識を身につけていく必要があります。

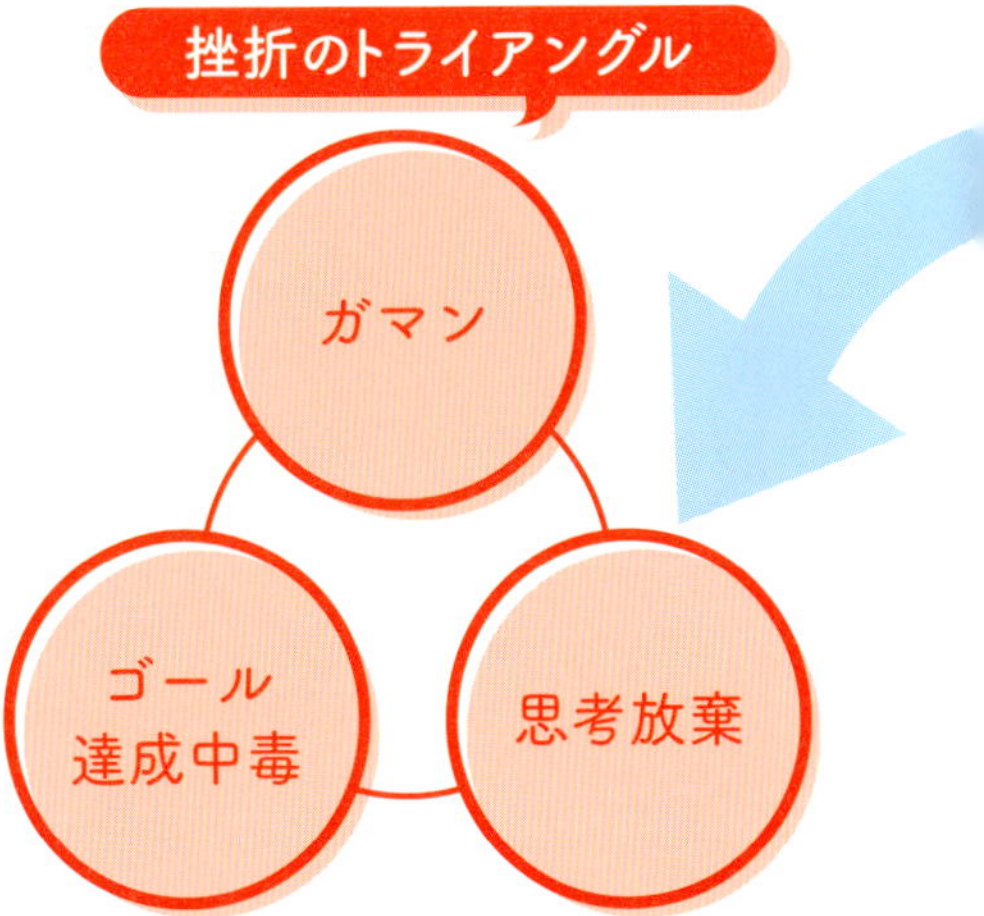

そして、もう一つ大事なことがあります。

たとえば、あなたが60歳で、1日3食で、
90歳まで生きるとします。

あなたが食べる食事回数は
30000回を超えます。

100歳まで生きるとしたら、43800回。

あなたが60歳よりも下の年代であれば、
もっともっと回数が増えていきます。
思ったより、ずっとずっと食べていくんだ、
という印象ではないでしょうか。

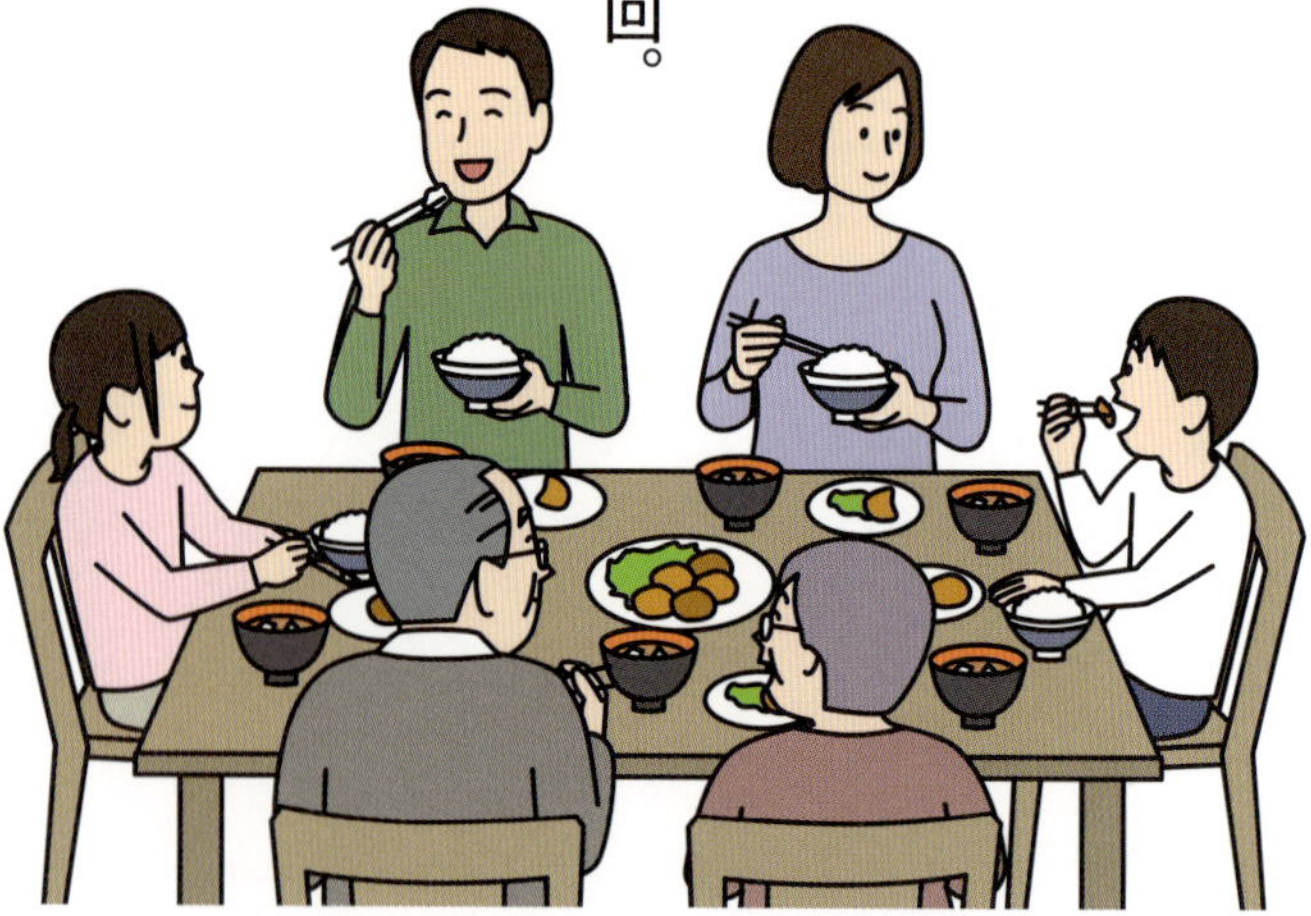

せっかくならば、
これからの**数万回の食事を、楽しく、**
健康的にしていきたくはありませんか？

そして、そのために重要な要素を握っているのが
「炭水化物の摂り方」です。

近年の「糖質制限ブーム」もあり、炭水化物＝悪という風潮がはびこっています。このような認識は、健康ということにおいても、おいしく楽しく食べていくということにおいても
大変もったいないと思っています。

また、それ以外にも、
もっとこうすればからだの調子をよくできるのに……！
という炭水化物の摂り方がたくさんあります。

炭水化物を正しく理解することで、
もう、挫折しない、楽しく続けられる
健康的な食生活を得て、

そして**太らない・疲れない・寝つきがよくなる**
健康な生活を送れるようにしていただければと思います。

目次

第1章 「不健康の落とし穴」にハマらないために

第2章 炭水化物は「腸の健康」を握っている

第3章 集中力・記憶力を上げる「炭水化物」の摂り方

第4章 体調をよくする正しい炭水化物の摂り方・実践編

第5章 「健康マインド」を作り、心もからだも元気に！

第1章

「不健康の落とし穴」にハマらないために

「○○するだけ」の「簡単健康法」の落とし穴

世の中には、**これだけやればＯＫ、という簡単健康法がたくさんあります**。

たとえば、ダイエットなどは、それこそ星の数ほどありますよね。

「これをやめるだけで」「1週間で3キロやせる」「10日間で10キロやせる」「みるみる体重が落ちる」など、手を替え、品を替えてダイエット本が市場を賑わせています。

すぐさま効果が出るようなキャッチコピーは、たしかに魅力的です。

苦労せずにそんなに簡単に効果が出るなら、誰しも飛びつきたくなるものです。

しかし、**そんな「最速・最短ダイエット」は、長続きしません**。

なぜ、長続きしないのか、それはこうした「最速・最短ダイエット」の類には、

①思考放棄に陥りがち

②ガマンと忍耐を強いられる

③見返りに快楽を求めてしまう

という**挫折のトライアングル**があるからです。

2ページから登場する、炭水化物抜きダイエットを行ったAさんは、4つの間違った行動をとっていました。これらの4つの行動は、すべてこの挫折のトライアングルに当てはまってしまっているのです。

順番に説明していきましょう。

挫折のトライアングル

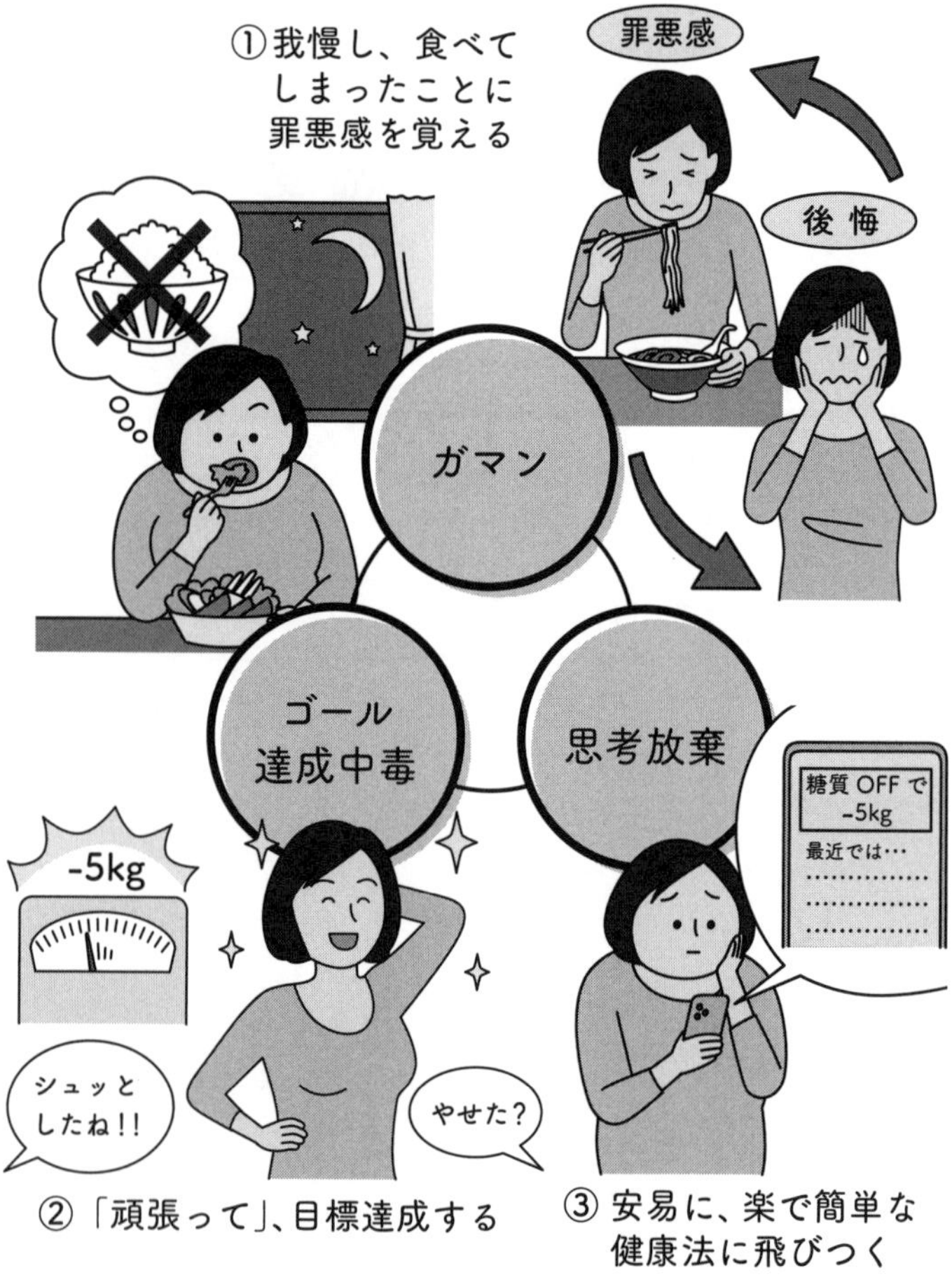
①我慢し、食べてしまったことに罪悪感を覚える
罪悪感
後悔
ガマン
ゴール達成中毒
思考放棄
糖質 OFF で -5kg
最近では…
-5kg
シュッとしたね!!
やせた?
②「頑張って」、目標達成する
③安易に、楽で簡単な健康法に飛びつく

①思考放棄に陥りがち

まず、①思考放棄に陥りがち　についてですが、

これをやめるだけ、あるいは、これを食べるだけでいいという健康法は、**一つのことをやるだけであれこれ考えなくてもすみます**から、誰にでも簡単に取り入れられそうではあります。

「糖質制限ダイエット」はその典型といえるでしょう。

糖質は私たちが活動する上でエネルギーとして使われる栄養素です。糖質を摂りすぎれば、当然太ります。それを単純にカットすれば、エネルギーを摂取しないのですから、やせるという論法です。

「糖質」を摂らないだけでいいのですから、これほど簡単なことはありません。やり方はとてもわかりやすくて、シンプルです。

しかし、**これを続けるのは至難のワザ**。キャッチコピーによくある**「1週間で3キロやせる」「10日間で10キロやせる」ほど、簡単なことではありません**。

②ガマンと忍耐を強いられる

思考放棄型ダイエット法は、ガマンと忍耐を強いられることが問題です。

引き続き、糖質制限ダイエットを例に理由を説明していきましょう。糖質は私たちの食生活に溶け込んでいます。単純においしいですよね。食事の満足感も得られます。これがたまにしか食べないようなチョコレートやフルーツといった食品をやめるというなら、まだ苦痛は少ないでしょう。

しかし、糖質≒炭水化物は私たちの主食です。ご飯をはじめ、パン、うどんやスパゲティ……毎日のように食卓にのぼるこれらのメニューは、ほぼ炭水化物でできています。

いつも身近にある食品を食べることができない、これはかなりの苦痛です。

糖質制限ダイエットには、糖質を含む食品以外は何を食べてもいい、そんな魅力的なフレーズがついていたりします。

「なんだ削るのは糖質だけか。ほかには何を食べてもいいんだ。なら、簡単」とつい、思ってしまいがちです。そこも落とし穴。


実践したことのある人ならわかると思いますが、**糖質を削ると、メニューの多様性や食事の満足感が恐ろしく低下します**。

そして、**目的達成のためにそれを続けるのは、ガマンと忍耐**がいるのです。

食べたいけど、食べちゃだめ。という自己抑制が働きます。精神的にもストレスです。

食事が楽しくなくなってきます。すると、ストレスはいっそう募ります。

取り組んでいるダイエット法に理論的に納得している場合には、これが自分の健康につながっているんだと納得感がある分、ストレスは軽減されますが、**思考放棄型の****ダイエットは、「糖質を抜けば→やせる」と、いわば単純化されたキャッチコピーを****盲目的に信仰しているだけ**なので、日々のストレスはどんどん募っていくことになります。

③見返りに快楽を求めてしまう

ガマンをしたら、その「見返り」を求めてしまうのが人間の心理です。

目標とする体重まで落ちれば、大きな達成感があります。

そして、ガマンしたあとのご飯やラーメンは最高の味わいです。

しかし、**そこからズルズルともとの生活に戻ってしまいます**。

ガマンを強いられたという実感が大きければ大きいほど、リバウンドも早く、激しいものになります。

心理学用語に**「コンフォートゾーン」**という言葉があります。**人間は無意識のうちに自分が「居心地がよいと感じる習慣」に戻ってしまう**ということです。

ガマンを強いられる食生活は、それこそ「居心地が悪い状態」ですから、意識し続けないとすぐに「居心地がいい状態」に戻っていきます。それとともに体重もいともと簡単に戻ってしまうことが容易に想像できます。

思考停止型の健康法は続かない

目標を持つことを否定はしませんが、本来、**人間が健康であるために「達成感」や「快感」を求めるのは、ちょっとおかしな感じ**がします。

よく考えてみてください。自分のからだのことを考えて、日々の食事の献立のことを考えたり、健康のことを考えて運動したりするのは、人間が「当たり前」にするべき習慣です。

当たり前のことですから、そこに達成感や快感を求める思考法がそもそも間違っているといえるでしょう。

日本人は、とかくこうした単純化された健康法に飛びつきがち。それは、少々、**食や健康に無頓着すぎる**から、そんな気がします。

実際、「バナナは万能健康食」「納豆を食べていれば病気知らず」といった少々バランスの欠いた健康法がブームとなり、スーパーからものがなくなるという現象がしょっちゅう起こっているではありませんか。

毎日の食事は自分のからだを作るものです。**そんな盲目的な食事法や健康法でよい**

のでしょうか？　日々食べるものが、からだにどんな影響を与えるのか、まずは知るべきです。

ダイエットに限らず健康のための食事法は、思考放棄ではいけません。

①正しい理解×②幸福感×③快楽のコントロール

が必要になります。

①正しい理解

あるものを食べるという選択、食べないという選択が、自分の健康にどのような影響を与えるのかを知り、納得して取り組むことで、ストレスは大幅に軽減します。

炭水化物を摂らないことは、健康に対する重大な影響を与えます。炭水化物の役割と摂取すべき炭水化物の適切な量を本書で解説します。

②幸福感

食べる喜びは、生きる喜びでもあります。**そうした幸福感を損なう食事法は長続きしませんし、おすすめできません。炭水化物を積極的に食べて、食事の満足感を得ましょう**。本書で食の楽しみを損なわない炭水化物の摂り方を紹介します。

③快楽のコントロール

安易な達成感や快感を伴うダイエットが続かないというのは、前述した通りです。

一回限りの短期決戦のダイエット・健康法では、意味がありません。**健康な状態を維持するためには、持続可能な方法にする必要**があります。

挫折しないためには、「ゆっくり変わる」ことが大切です。

持続可能な健康法＝新しい習慣として定着させる必要があります。

そのために必要なのが、「炭水化物の摂り方」についての知識です。

本書では、より健康的な炭水化物の摂り方・食べ方を紹介します。

炭水化物はからだに悪いは、大きな間違い

糖質制限ダイエットがブームとなり、糖質を含んだ「ご飯」はダイエット・健康の大敵と誤解している人がとても多いのが気になります。

そして、**あたかも糖質（炭水化物）そのものが、「からだに悪いもの」と見なされています**。しかし、それは間違いです。

炭水化物は、**「からだに悪いもの」ではなく「からだに絶対必要なもの」**。

炭水化物を食べなければ、人は健康になれません。

「炭水化物を食べて健康になる」と聞いて、腑に落ちない方もいるでしょう。しかし、もしあなたが今、からだに不調や病気を抱えていたり、なかなか体重が減らなかったりと悩んでいたら、ご飯やそば、パスタやうどん、ジャガイモといった炭水化物を、たっぷり食べていないことが原因かもしれないのです。

炭水化物を食べないことによる健康的悪影響を示す報告は、枚挙にいとまがありません。

アメリカのスコット・サロモン博士らが25年にわたって15万人に行った調査では、**炭水化物（糖質）の摂取量が総カロリーの40%に達しない人たちは、死亡リスクが高まり、寿命が短縮する**ことが示されました。

また、炭水化物の摂取を大幅に減らすと、動脈硬化のリスクが高まり、**心臓病による死亡率が50％近くも増加する**との報告もあります。

さらには、**がんによる死亡率の増加や脳梗塞への影響も指摘**されています。

名古屋大学大学院医学系研究科予防医学分野の研究グループが約8・1万人のおよそ9年間の追跡調査によって、日本人の炭水化物の摂取量と死亡リスクとの関連について調べた研究報告があります。

低炭水化物食が体重減少や血糖値の改善などを促し、私たちの生活習慣病の予防に有用だと喧伝されていますが、長期的な生命予後（長生きできるかどうか）について明らかでないことから、調査したものです。

その結果、男性では炭水化物が極端に少ない人で、女性では炭水化物が極端に多い人で死亡リスクが高くなる傾向であることが示されました。

つまり、**摂りすぎもよくないですが、摂らないのもよくない**ということ。

極端な食習慣は寿命に影響を与えると指摘し、死亡リスクを考える上で食事のバランスの重要性を提言しています。

こうしたことからも、「炭水化物を食べないのは危険」であることがご理解いただけると思います。**大切なのは、「炭水化物の摂り方」**です。どれくらい、どのように炭水化物を摂るかを知ることです。

「炭水化物は摂らないほうがいい！」という理解の方は、言い方は非常に厳しいですが、炭水化物についての知識や、その知識を活用する力＝炭水化物リテラシーが低い状態です。

炭水化物リテラシーを身につけることが、一生モノの健康につながっていくのです。

「炭水化物」って何？ 「糖質」って何？

そもそも炭水化物とは何なのでしょうか？ そして、私たちのからだの中でどんな役割を果たしているのでしょうか？ そのあたりから、炭水化物リテラシーを高めていきましょう。

炭水化物＝糖質＋食物繊維

で構成されています。

炭水化物のうち、体内で消化され、エネルギー源となるものを「糖質」、体内で消化されずほとんどエネルギー源にはならないものが「食物繊維」です。

それでは、「糖質」とは、何でしょうか？

「糖質」には砂糖の「糖」の文字が入っているためでしょうか、＝太るもの＝悪者というイメージを持っている方が多いようですが、まずは糖質についてきちんと理解していただきたいと思います。

「糖質」を含む食べ物には、どんなものがありますか？　と聞かれたら何と答えるでしょうか？

ご飯、パン、イモ、砂糖、果物……なんて思い浮かべた方は、はい。その通りです。すべて糖質が多く含まれている食べ物です。

化学式で表すと、次のようなものが一例です。

炭水化物って何？

炭素（C）と水（H_2O）が
合わさっているから炭水化物！

ブドウ糖
（グルコース）
【$C_6H_{12}O_6$】

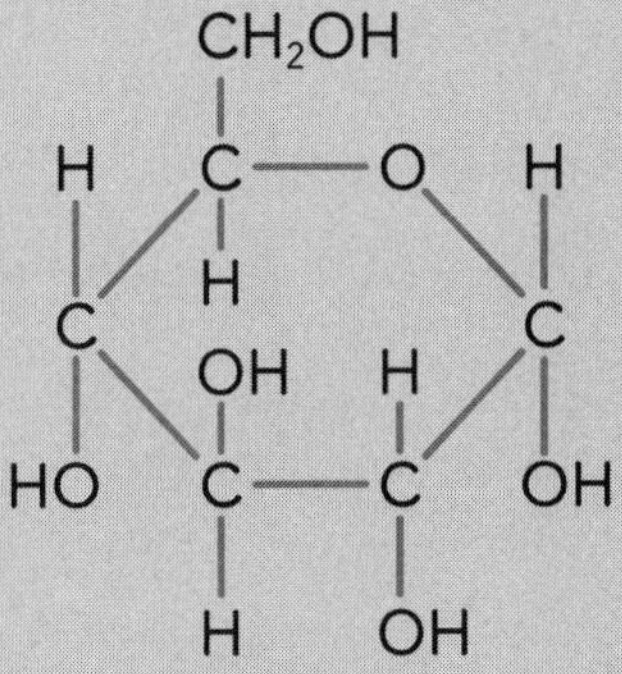

果糖
（フルクトース）
【$C_6H_{12}O_6$】

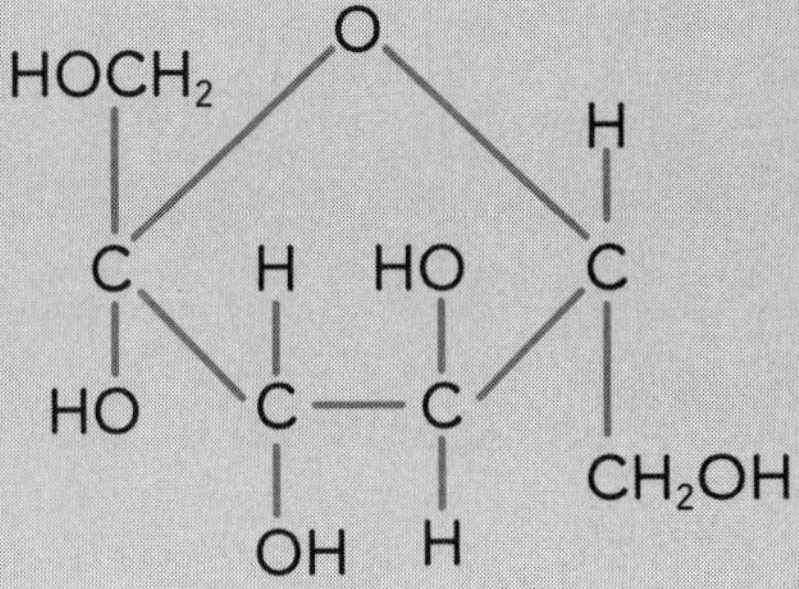

炭素＝C　水素＝H　酸素＝O

ちょっと化学の授業のようになってきましたね。

糖質は「炭素」と「水素」と「酸素」でできています。

「炭素」と「水（水素＋酸素）」でできていることから、「炭水化物」と呼ばれるんです。

そして、ここがややこしいところなのですが、糖質にはたくさんの種類があります。代表的なものをあげると、ブドウ糖（グルコース）や果糖（フルクトース）は、皆さんも聞いたことがあるのではないでしょうか？

そのほか、ガラクトース、スクロース、マルトース，ラクトース、といったさまざまな種類の糖質があります。

ここで豆知識ですが、糖質は「〇〇オース」と名称がつけられていることが多いのです。

●糖質にはさまざまな種類がある

糖質は、分子と分子が手をつないで結合しやすいという特徴があり、分子の長さによって次のようにおおまかに分類されています。

・単糖類…一つの糖分子でできているもの（例　ブドウ糖（グルコース）、果糖（フルクトース）、ガラクトース）
・二糖類…二つの糖分子でできているもの（例　マルトース（麦芽糖《ばくがとう》）、スクロース（砂糖）、ラクトース（乳糖《にゅうとう》））
・オリゴ糖…糖分子10個ぐらいがつながったもの
・多糖類…でんぷんのようにたくさん糖分子がつながったもの

このように糖には、たくさんの種類がありますが、すべて糖質です。
しかし、私たち人間は「単糖」しかうまく吸収できません。

私たちがよく食べているご飯やパンは、分子がとても長くつながったでんぷんです。これをエネルギーに変えるためには、長くつながった分子をプチプチと切って短くしてあげなければなりません。

その役割を果たすのが、**唾液や腸で分泌される「消化酵素」**です。この**消化酵素によって、長くつらなった分子を分解することで、吸収しやすくしている**のです。

「単糖類」「二糖類」は、分子が短いので、摂取したらすぐに吸収されてエネルギーとして活用されます。その分、血糖値を上げやすいともいえます。

ご飯のように分子が長いでんぷんの場合は、消化吸収に時間がかかるため、血糖値の上昇はゆるやかです。

アスリートなど激しい運動でエネルギーを消費し低血糖に陥っている場合には、「単糖類」「二糖類」などの糖質のほうが、吸収が早く、素早くエネルギーになるといえます。

炭水化物＝食物繊維＋糖質

炭水化物

食物繊維

＋

糖質

多糖類	でんぷんのようにたくさん糖分子がつながったもの
オリゴ糖	糖分子10個ぐらいがつながったもの
二糖類	二つの糖分子でできているもの（例：マルトース、スクロース（砂糖）、ラクトース）
単糖類	一つの糖分子でできているもの（例：ブドウ糖（グルコース）、フルクトース、ガラストース）

遅い ↑ 消化されるまでの時間 ↓ 早い

糖質からどうやってエネルギーが生み出されるのか

糖質はエネルギー源になるのですが、どのようにエネルギーが生み出されるのかをもう少し解説しましょう。

消化によって糖質はブドウ糖に分解されて、小腸粘膜から吸収されたあと、血液中に運ばれて、各組織でエネルギー源として利用されるほか、肝臓や筋肉ではグリコーゲンに変えて蓄えられます。

ブドウ糖がそのままエネルギーとして使われるわけではありません。ブドウ糖からさまざまな分解のプロセスを経て、最終的にＡＴＰ（アデノシン三リン酸）という物質になり、エネルギーとして使われます。

炭水化物を食べなくたって、たんぱく質や脂質もエネルギーとして活用できるじゃないかと思う人がいるかもしれません。

たしかに、「炭水化物」「脂質」「たんぱく質」の3つは、三大栄養素やエネルギー産生栄養素とも呼ばれるので、そう思っている方も少なくないようです。

しかし、**たんぱく質には、筋肉や骨といったからだの組織を作るという本来の役割があります。脂質には血管や細胞膜を作るという重要な働きがあります。**

エネルギーを作り出すのはまさに炭水化物の重要な役割なのです。

もし炭水化物が不足して、エネルギー不足になり、その代わりに**たんぱく質からエネルギーを補給するとなると、今度は筋肉や骨がうまく作れなくなってしまいます。**

炭水化物を食べないとエネルギー不足に陥る

炭水化物が太る、あるいは、健康に悪いというイメージが広がったからでしょうか？
日本人の炭水化物の摂取量は年々減少しています。
主食であるお米の消費量は、ピークの1962年から半減。当時はひとり1日約2合のお米を食べていましたが、現在はその半分です。

その結果、何が起きているかというと、日本人は、**栄養素の摂取バランスが崩れると同時に、危機的なエネルギー不足にも陥っている**のです。

現在の日本人はこれだけ飽食の時代でありながら、**1日の摂取エネルギー量は、戦後すぐと同程度にまで減少しています**。

エネルギー不足が、からだにどんな問題を引き起こすか解説していきましょう。

人間は、何もせずじっとしているときでも、心拍、呼吸、体温の維持などの生命活動を続けています。このとき使われるエネルギーを基礎代謝といいます。

炭水化物が不足していると、基礎代謝をはじめとするエネルギー消費を、生命活動に不可欠なたんぱく質などで賄わなくてはなりません。

現在の日本人は、**炭水化物の摂取が激減している一方、その代わりに脂質の摂取量を増やすことで、なんとかエネルギーを確保し、命を存続させようとしている**のです。

エネルギー不足が命に関わる疾患を引き起こす

ダイエット目的で、炭水化物の摂取を減らして、さらに脂質の摂取も減らすと致命的なエネルギー不足になります。

基礎代謝を賄うためのエネルギーをからだの中にあるたんぱく質から作り出しますが、その際、さまざまな問題が生じてしまいます。

まず、自分の筋肉を分解してエネルギーを作り出すため、どんどん筋肉量が低下してしまいます。

骨の約半分はたんぱく質（コラーゲン）です。エネルギーに使われてしまうと骨粗

しょう症など骨の病気になる可能性も考えられます。

たんぱく質の分解物が血液の浄化装置、腎臓に負担をかけて、内臓疾患のリスクを高める可能性もあります。

炭水化物や脂質を減らす代わりに、たんぱく質の摂取を極端に増やすことも、からだへ負担をかけることになるのです。

繰り返しますが、長期間にわたって炭水化物の摂取を大幅に減らすと、心臓病による死亡率が50％近くも増加するという報告もあります。

つまり、炭水化物の摂取量を減らしてしまうと、**そのためにたんぱく質が代理で使われるため、本来たんぱく質が担うべき役割を全うできなくなってしまい、からだにさまざまな不調を生じさせてしまう**のです。特に、高齢者は注意が必要です。

一方、若い女性では、スタイルや美を意識して、無理のあるダイエットをしがちです。炭水化物＝太る、野菜＝健康的　という短絡的なイメージから、ご飯を抜いてサラダだけといったバランスの悪い食生活を続けていると、間違いなくエネルギー不足になってしまいます。

そんな生活を続けていたら、毎日元気に活動するエネルギーがありませんから、疲れやすく体力気力も続かないでしょうし、筋肉や骨といったからだの組織も弱々しいものになっていってしまいます。

事実、**やせすぎている若い女性が増えています**。

さらに、**やせすぎの女性の出産により、低体重で生まれてくる子供が多くなっている**ことが問題となっています。2500グラム未満で生まれた子供は「低出生体重児」と呼ばれ、そうした子供は、将来肥満や糖尿病などの生活習慣病になるリスクが高まる可能性があることが報告されています。**間違った健康法は、自分のからだの健康を損ねるだけでなく、子供の将来にも悪影響を及ぼす**のです。

炭水化物を減らすと食物繊維不足に陥る

炭水化物が健康維持に欠かせないのは、糖質がエネルギー源になるためだけではありません。実は**炭水化物の中には「食物繊維」がたっぷり詰まっています。**

つまり、**炭水化物を食べないことは、そのまま食物繊維不足に陥る**ことを意味しているのです。

炭水化物を制限すると便秘になる人が多いのはこのためです。

歴史的に見れば、食物繊維は消化吸収されず、エネルギーとして活用できないので、人間のからだに必要ないもの、という見方がされてきました。

しかし、近年では、食物繊維がさかんに研究され、私たちの健康の重要なカギを握っていることがわかってきました。

「栄養にならない」「不要なもの」といった評価は今やガラリと変わり、「第6の栄養素」といわれる地位にまで格上げされました。

この**食物繊維は私たちの健康をつかさどる腸内環境を維持するために重要な働き**をしているのです。

つまり、炭水化物を充分に摂らないと、腸内環境が悪化し、さまざまな不健康を呼び込むことにもなるのです。

日本の高齢者は「やせていること」のほうが問題

極端な糖質制限ダイエットがもてはやされたりすることからも、**日本人は、太ることに異常なまでの恐怖心を持っている**気がします。

これがスタイルや見た目を気にする若い女性であれば、まだその心理は理解できるのですが、**高齢者にも「太ってはいけない」という観念がとても強く、自ら食べる量を減らしてしまう傾向**がみられます。

高齢者の多くが肥満に対する恐怖心を植え付けられた理由には、国の健康政策の影響があります。２０００年に厚生労働省は『健康日本21』を策定しました。

以降、「生活習慣病（メタボリックシンドローム）に気をつけましょう」と、生活習慣病への注意喚起をいたるところから耳にするようになりました。

たとえば、スーパーに行けば中性脂肪を減らす商品がズラリと並び、テレビの健康番組や雑誌などでは「肥満」による生活習慣病のリスクや恐怖がつねに語られるようになりました。

私たちはそうやって約20年もの間、「太ったら病気になる、長生きできないぞ」という言葉のシャワーを浴び続けてきたわけです。

何度も繰り返すようですが、**日本人の多くがエネルギー不足に陥っている**のです。日々、必要とされるエネルギーを毎日の食事からしっかり摂取できていないのです。

とりわけ、高齢になると自然に食が細くなりますから、むしろ「やせ」が問題になります。さらに栄養が摂れなくなってしまうので、とても危険です。それが「フレイル」です。

フレイルとは、肉体的・精神的に「虚弱」になる状態を指します。肉体的には筋肉が減り（サルコペニア）、それによって筋力や運動能力が低下してしまうのです。

食べ物はからだを作り上げる材料です。加齢により減り続ける筋肉も、食べて、からだを動かすことで作られます。

それを**「太るといけない」などと考えて、食事量を減らそうとするのは本末転倒。**

特に高齢の方にはもうちょっとしっかり食べていただきたいのです。

「幸福感」を犠牲にする食生活は、本当に不健康を招く

「主観的健康寿命」という言葉をご存じでしょうか？

これは**「疾患の有無にかかわらず、自分が健康であると自覚している期間」**を指します。

たとえば、高血圧や糖尿の傾向はあっても、特に制限なく、快適に日常生活を送っていると自分自身が思えるなら「健康」である、という指標です。

こうした**主観的健康感が悪くなると、要介護の発生率も増える**という調査結果があります。心の持ちようが明るくなればからだも元気になり、疾病の疑いや「太りすぎ

ると病気になる」といった不安に駆られると、健康も次第に損なわれていくといえます。

国は医療費削減のためにあれこれ健康政策に力を入れており、血圧の数値をはじめとした健康診断の基準がどんどん厳しくなってきています。その結果、本人の健康状態は何も変わらないのに、診断基準が変わったがために、〝高血圧予備軍〟のレッテルを貼られる人が急増しました。

健康であるにもかかわらず、血圧やBMIを気にして、無理な食事制限やダイエットをする人も増えたと感じています。

・ガマンしたところでいいことはない

ダイエットには「食べないガマン」と「食べるガマン」があります。太ってはいけない、もっとやせなくてはというのが「食べないガマン」、健康のためだと、たいしておいしくもない健康食品を食べることが「食べるガマン」です。**どちらも「ガマン」である限り、ストレスはたまります**。いくら健康によい食品であっても、無理やり食べるのであれば、長続きしません。

私は**とりたてて重大な持病がないのであれば、無理に食事を制限する必要はない**と考えます。

食べたいものを、自信を持って食べていただきたいのです。

おいしいものを楽しく食べるのは、誰にとっても幸せを感じるもの。そうした幸福感を犠牲にした食生活は、結果的には健康を害することにつながるのです。

炭水化物は、からだに悪いものではなく、人間が健康であるために必須のもの。毎日、おいしく味わっていただきたいと願っています。

もちろん、必須の炭水化物であっても、とんでもない量をバカ食いしたりすれば、健康を害することになります。

そのための適量を知りましょう。

炭水化物は食べると多少なりとも血糖値が上がります。それも食べ方の工夫でゆるやかにすることができます。より健康的な炭水化物の食べ方についても詳しく、紹介します。

本書でぜひ炭水化物リテラシーを磨いてください。

第2章では、炭水化物がいかに腸内環境を良好にするために必要な栄養素なのかについて、詳しく紹介します。

第2章

炭水化物は「腸の健康」を握っている

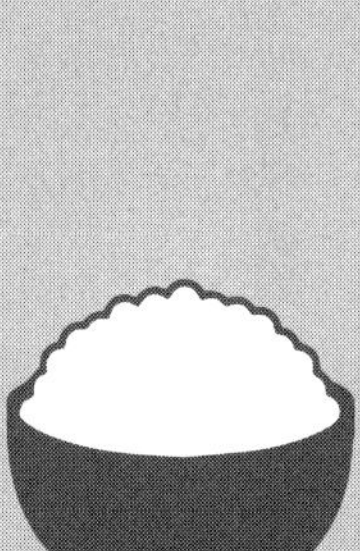

腸をないがしろにすると「全身の不調」につながっていく

ここまで日本人の炭水化物の摂取量が減っていることが、健康を損ねる原因になっているというお話をしてきました。

なぜ、健康を損ねるのか？　それは**炭水化物の摂取量の減少＝食物繊維の減少で腸内環境が乱れるから**にほかなりません。

そこで、ここからは健康を保つ上でいかに腸が重要な働きを担っているか、そして、「腸活」の大切さをお話ししましょう。

その昔、腸は食べ物を消化吸収するためのただの長い管だと捉えられていました。しかし、昨今の研究で単なる消化吸収を担うだけの臓器ではなく、「第2の脳」といわれるほど人体にとって重要な役割を腸が担っていることがわかってきています。それだけに腸の不健康はからだ全体に悪影響を与えることになるのです。

・腸の不調がもたらす5つの不都合

1：有害物質が全身に流れてしまう

1つめは、腸内環境が悪化すると、**発がん性物質などのさまざまな有害物質が発生してしまう**ことです。こうした有害物質は、腸から血液に乗って運ばれるため、**全身の不調や病気を引き起こすリスクを高めてしまう**のです。

有害物質を含む血液が皮膚に巡っていくとお肌や髪のトラブルを招く原因にもなります。

極端な言い方をすると、**汚れた腸からは汚れた血液しか生まれず、汚れた血液から**

は汚い細胞しか生まれなくなってしまうのです。

2：ウイルス・病原菌が暴れやすいからだになる

第2に、**全身の免疫細胞の約6割は腸に存在しています**。つまり、全身の免疫機能をつかさどっているのは腸なのです。

からだに侵入してきたウイルスや病原菌をブロックするために、腸の上皮には免疫細胞による何重ものバリアが張り巡らされています。

この**「腸管バリア」**と呼ばれる仕組みは、腸内細菌のバランスを整えることで正常に機能します。その**腸管バリアが損なわれるとウイルスや病原菌がからだの中で好き放題に暴れまわる**ことになってしまうのです。

3：太りやすくなる

第3に、万病のもとになり得る**肥満も、腸内環境が乱れることによって起こります**。

一部の腸内細菌は、食物繊維を食べて**「短鎖脂肪酸」**という物質を作り出します。

短鎖脂肪酸には脂肪の蓄積を防ぐ働きがあることがわかっており、腸内環境を健全に保つことによって、太りにくいからだを作ることができるのです。

4：メンタル面でも不調が出てくる

腸はメンタルトラブルとも密接に関わっています。

腸は自律神経の影響を受けやすい臓器です。ストレスや不安などで自律神経が乱れると、腸内環境が悪くなって腹痛などが起きるのはそのためです。

また逆もしかりで、腸内環境が乱れると、自律神経を乱して、うつ状態になりやすいことが考えられています。

いわば腸は、**心とからだをつないでいる臓器**、なのです。

5：細胞の老化が進む

第5に、腸は食べ物から栄養を取り込む場所なので、腸の機能が衰えると、**全身に**

栄養たっぷりの血液を送り届けることができなくなります。

そのため、細胞の老化が加速してしまうのです。

「サラダで食物繊維を補おう！」と思っている人の大きな間違い

腸を健康にするためには、腸の中にいる腸内細菌を元気にしてあげることがとても重要です。

ここからは腸内細菌とは何なのかについて、見ていきましょう。

腸には、1000種類以上、100兆個にも及ぶ腸内細菌が棲んでいます。重さにして約1・5キログラムというから驚きです。

私たちは、1・5キログラムもの腸内細菌とともに生きているんです。

腸内細菌は多種多様なグループに分かれて花畑のように群生していることから、「腸内フローラ」とも呼ばれ、**善玉菌、悪玉菌、日和見菌**の3種類に大別されます。

ビフィズス菌や乳酸菌などの善玉菌は文字通り、からだによい作用をもたらし、悪玉菌は体内で有害な物質を増やします。

悪玉菌をできるだけ減らし、善玉菌が優勢な状態を作り出すのが「腸活」の目指すところです。

そのためにできることは次の2つと覚えておいてください。

1、納豆やキムチなどの発酵食品に含まれる**善玉菌そのものを、腸に送り届けること**です。

これを**プロバイオティクス**といいます。

「共生」を意味する「プロバイオシス」が語源の言葉です。善玉菌と一緒に生きようというわけです。

2、**善玉菌のエサとなる食物繊維を送り届けること**です。

これは**プレバイオティクス**と呼ばれています。「プレ」というのは「先立って」という意味です。食物繊維が善玉菌のエサになり、善玉菌を増やすことに貢献します。プロバイオティクスもプレバイオティクスも、「腸活」には欠かせないものです。

この本で詳しく触れるのは、**2つめのプレバイオティクス**について、つまり「食物繊維」の重要性についてです。

突然ですが、ここでクイズです。

食物繊維をたくさん摂取しようと思った場合、どちらの食事法がよいでしょうか？

・1日3食、お皿いっぱいのグリーンサラダを食べる
・1日3食、ご飯を食べる

答えは、**「1日3食、ご飯を食べる」**です。

「ええ！　食物繊維の量でいえば、野菜のほうが多いんだから、サラダで食物繊維を摂ったほうがいいのでは？」と思う方がいらっしゃるかもしれませんね。

レタスやキャベツ、ホウレンソウといったグリーンサラダの主役たちはどれも食物繊維たっぷりに思われますが、こうした**葉物野菜の90％は水分**です。**ミネラルなどの栄養成分や食物繊維が含まれているのは、残りの10％程度**でしかないのです。

しかも、水分でお腹が膨れてしまい、それほど多くは食べられません。量を食べられなければ、食物繊維の摂取量は自ずと限られてしまうのです。

また、「ベジ・ファースト」という、ご飯やおかずよりも野菜を先に食べる考え方がありますが、**特に年齢が高くなってきている方には注意**していただきたいのです。というのは、野菜でお腹が膨れてしまって、ご飯やほかのおかずが入らなくなってしまうと、**食物繊維はもちろん、ほかの重要な栄養まで摂取量が減ってしまいかねない**のです。

炭水化物は日本人の重要な「食物繊維供給源」

伝統的に日本人は食物繊維をお米から一番多く摂ってきました。日本人が摂取している食物繊維量のうち10％以上がお米由来で、これは**全品目の中で1位**です。主食として毎日のように食べるため、結果としてお米から食物繊維をもっとも摂取していることになるのです。

ところが、**現代人は食物繊維の摂取量が足りていません**。

戦後まもない1947年の日本人の食物繊維の摂取量は約27グラムでした。それが1955年になると約20グラムに減少。

以後、日本人の食物繊維の摂取量は年々低下し、現在では14グラム程度になっています。

摂取目安量は18～21グラム以上ですから、**4～7グラム程度不足**していることになります。

減少傾向の背景にあるのは、かつてに比べて、主食としてきた米や麦といった穀類の摂取量が減った食生活の変化です。

ご飯、つまり**炭水化物を食べる量が減っていることが、そのまま日本人の食物繊維不足の原因になっている**のです。

日本人にある「ご飯を食べるのに適した」遺伝子を活かす

これだけ世の中に健康情報が発信され、腸活ブームといわれるほど、腸活の重要性が叫ばれながら、なぜ、食物繊維の摂取量が足りていないのか。

最近は、なにやら炭水化物を「悪者」として、できるだけ減らしたほうがいいという主張をあちこちで目にします。何事もそうですが、過剰に摂取しすぎることが健康に悪影響を及ぼすこともありますが、**足りないことによる弊害も大きい**ことをよく知っておいていただきたいと思います。

そもそも人類は、**炭水化物を食べて進化してきた**のです。

つい最近まで、石器時代の人類は肉を主食にしていたと考えられていました。しかし、バルセロナ自治大学のカレン・ハーディ博士の研究により、この定説はくつがえされています。

石器時代の人類の歯石を調べたハーディ博士によると、歯石に炭水化物の成分が確認できたといいます。私たちの遠い祖先は、**木の実や地下茎などからエネルギーとなる炭水化物を摂取していた**のです。

さらに、人類が火を使うようになって加熱調理を始めると、炭水化物から摂れるエネルギーが増加し、その結果、脳が大きくなり人類が進化を遂げたこともわかっています。

特に、日本人は「ご飯」を主食に選び、3000年以上にわたって食べ続けてきました。その結果、**遺伝子レベルで驚くべき進化を遂げていることがわかっています**。

ダートマス大学のナサニエル・ドミニー博士は、世界のさまざまな民族の唾液を調査し、そこに含まれる**「アミラーゼ遺伝子」**を解析しました。

アミラーゼ遺伝子には、炭水化物（でんぷん）を甘い糖に分解する働きがあります。炭水化物をあまり食べない民族はアミラーゼ遺伝子が4〜5個だったのに対し、日本人は平均7個持っていることがわかったのです。

アミラーゼ遺伝子を多く持っているほど、炭水化物を分解しやすくスムーズに利用することができます。

このことは日本人が長寿であることの理由の一つとして間違いありません。

私たちの祖先は、炭水化物をたっぷり食べていたから、**遺伝子さえも進化させて、健康長寿を実現させてきた**のです。

炭水化物をたっぷり含む米を栽培できるのは、世界でも一部の限られた地域だけです。そんな日本に住む日本人には、米を中心とした炭水化物をたっぷり食べてほしいのです。

日本人特有の腸内細菌も活かしていく

日本人は炭水化物を分解するアミラーゼ遺伝子を多く持っていることに加え、**腸内細菌も、炭水化物を分解する菌がほかの国の人々より多い**ことがわかっています。

早稲田大学の服部正平教授らが2016年に科学雑誌『DNAリサーチ』に興味

深い研究結果を発表しました。日本人106人の腸内細菌叢を解析し、アメリカやフランス、ロシア、中国など計11カ国の国民の平均的な腸内細菌叢データと比較したところ、日本人は特徴的に「ブラウチア属」が多いことが示されました。

ブラウチア属の菌の特徴を考え合わせると、**日本人の腸内細菌は炭水化物の利用に適している可能性**が考えられます。炭水化物に含まれる食物繊維や難消化性でんぷん、難消化性オリゴ糖などをエサにして、**私たちのからだにとって有益な「短鎖脂肪酸」を効率的に生み出してくれる**のでしょう。

この「短鎖脂肪酸」には、すごいパワーがあることがわかっています。

たとえば、

「免疫バリア機能の強化」

「血糖値を一定に保つホルモンであるインスリンの分泌促進」

「脂肪の蓄積を防いで肥満や生活習慣病を予防する」

といった健康効果が期待されるのです。

つまり、炭水化物はからだに悪いと思い込んで制限したりすると、**腸内細菌に充分にエサが行き届かず、短鎖脂肪酸を生み出せない環境を作り出してしまう**ことになるのです。

そうすると、先に述べた短鎖脂肪酸の恩恵は受けられなくなってしまいます。

安易なダイエットなどで炭水化物を摂らないことは、こうした代償が伴うことをよく覚えておきましょう。

短鎖脂肪酸の主な働き

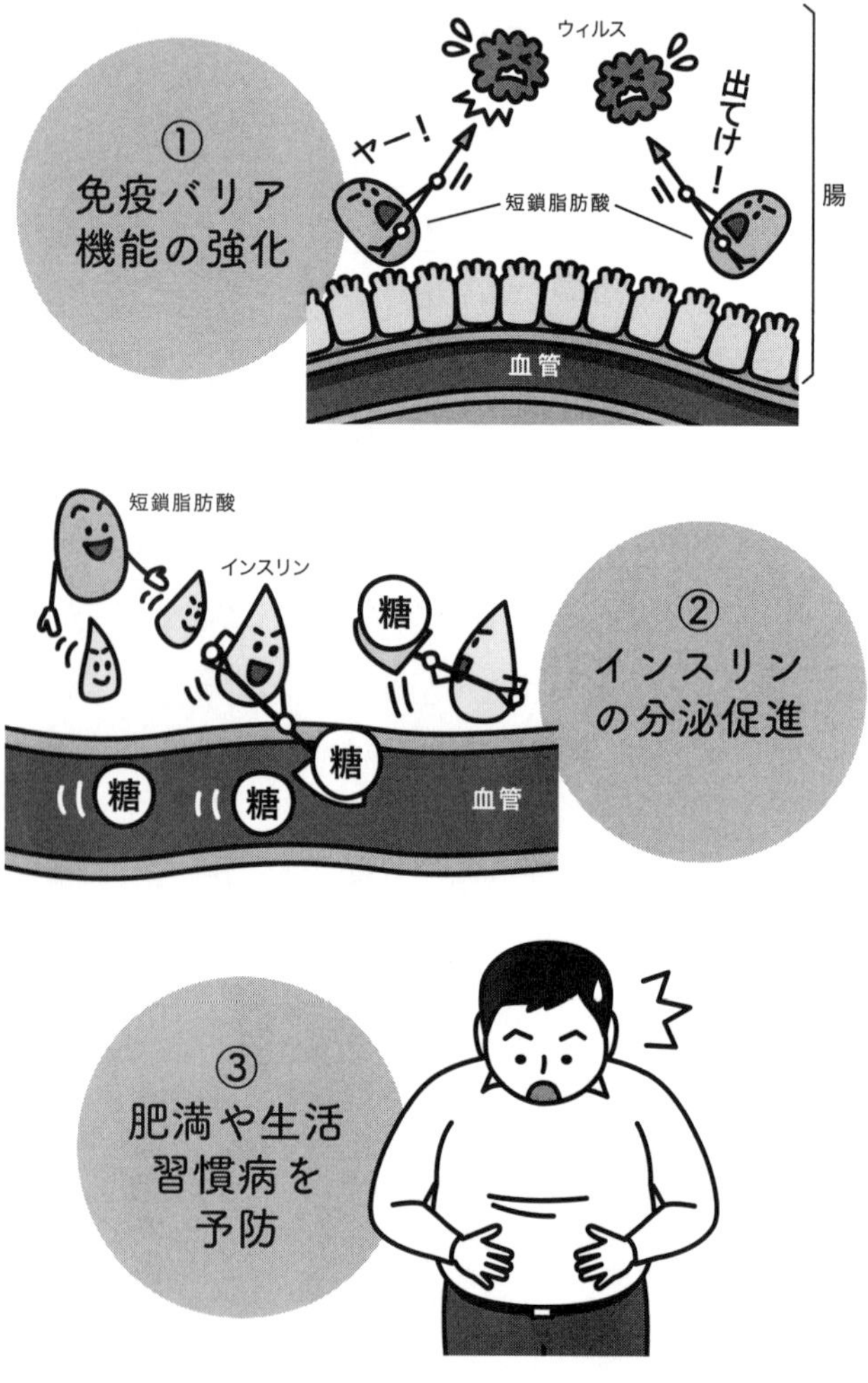
① 免疫バリア機能の強化
ウィルス
ヤー！
出てけ！
短鎖脂肪酸
腸
血管
短鎖脂肪酸
インスリン
糖
糖
糖
糖
血管
② インスリンの分泌促進
③ 肥満や生活習慣病を予防

2種類の食物繊維「不溶性」と「水溶性」はどう違う？

食物繊維は、からだには吸収されませんが、腸内環境を良好に保つ上で重要な役割を担っています。食物繊維とひとくくりにいっても、**「水溶性食物繊維」**と**「不溶性食物繊維」**の2種類があります。

便を作り、腸内細菌がつかまる「家」となる「不溶性」

まず、**不溶性食物繊維**には、**便のかさを増やして腸のぜん動運動を促進する役割**があります。

ぜん動運動とは、排便のために欠かせない、腸が収縮する動きです。ぜん動運動がスムーズに行われると、腸内にたまった有害物質をくまなく体外に排出することができます。

不溶性食物繊維は、腸に刺激を与えて、ぜん動運動を促すことができるのです。

また、不溶性食物繊維には、**腸内細菌の「家」になる役割**もあります。

腸内細菌は大腸の中で必死に何かにつかまって生きています。腸内細菌は、不溶性食物繊維という「家」がないと、腸の中にやってきた「エサ」をうまく食べることができません。

そういった意味で、不溶性食物繊維は、腸内細菌が増えるのを手助けしているといえます。

不溶性食物繊維が不足すると、便秘になりやすくなります。

便秘は、ストレスや不規則な生活、運動不足や月経前症候群（PMS）など、さまざまな要因によって引き起こされますが、**直接の原因は腸のぜん動運動がスムーズに行われていないこと**にあります。

ストレスで便秘になるのは、**ストレスによって自律神経のバランスが崩れ、その影響で腸のぜん動運動が衰えているから**です。

ストレスそのものを解消するのは難しいこともありますが、不溶性食物繊維をたっぷり摂取すれば、自ずと腸のぜん動運動が促進され、すると今度は自律神経のバランスが整い、心のストレスも改善するという、正のスパイラルが生まれます。

これこそが、腸は心とからだをつないでいる臓器だといわれる理由です。

慢性的な便秘は骨盤内の血行不良をもたらし、全身の血流を悪化させてしまいます。

その結果、肩こりや腰痛、冷え性、肌荒れ、慢性疲労などの不調を引き寄せてしまいます。

不調どころか、便秘は深刻な病気を誘発する危険性も。脂質異常症や糖尿病、大腸がんのリスクを高めることも指摘されています。

これらを回避するためにも、不溶性食物繊維は欠かすことができません。

戦前の日本人の便は、1日約400グラムだったそうです。バナナ2、3本分ぐらいの量。驚きですね。

一方、現在の日本人では200グラム程度。多くの人が便秘に悩んでいます。

意識してもっともっと食物繊維を摂取しなければなりません。

腸内細菌のエサとなる「水溶性」

「家」を得た腸内細菌は、私たちと同じように「エサ」がなければ生きていけません。

腸内細菌のエサになるのが、水溶性食物繊維です。

さらに、水溶性食物繊維は、小腸での栄養素の吸収の速度をゆるやかにし、食後の血糖値の上昇を抑えたり、コレステロールを吸着し体外に排出することで血中のコレステロール値を低下させるなどの効果もあります。

こうした働きがあることで、糖尿病、脂質異常症、高血圧、動脈硬化などの生活習慣病の予防に役立ってくれるのです。

どちらの食物繊維も腸内環境を整える上でなくてはならないものです。

不溶性食物繊維は、穀類や豆類、根菜などに豊富に含まれていますが、もっとも簡単に摂取する方法は、私たちに身近な「ご飯」を食べることです。

一方の水溶性食物繊維は、海藻や果物に少なからず含まれていますが、不溶性食物繊維に比べると摂取量が少ないのが現状です。

ところが、**簡単な方法で「ご飯」の水溶性食物繊維を増やすことができる**のです。

正確にいうと、簡単な方法で水溶性食物繊維と似た働きをする成分を増やすことができます。

それは、**「冷やして」食べること**なのです。

炭水化物を冷ますだけで食物繊維が増える

炭水化物の糖質（でんぷん）の中には、**レジスタントスターチ（難消化性でんぷん）という成分があります**。

カッコイイ名前ですね。レジスタント（消化しにくい）スターチ（でんぷん）という、そのままの名前です。

このレジスタントスターチがすごいんです。

実は、レジスタントスターチは、**水溶性と不溶性、両方の食物繊維の機能を兼ね備えています**。そのため、非常に効率よく腸内環境を良好にしていくことができます。

レジスタントスターチの存在が発見されたのは、1980年代のこと。それまでは、その存在に誰も気づかずにいたのです。毎日食べていたのにもかかわらず、その効能を知らずにきたのです。それでも研究者たちのたゆみない努力と研究技術の進歩により、レジスタントスターチには腸内環境を良好にする大切な役割があることがわかってきたのです。

レジスタントスターチは、ご飯やうどん、ジャガイモや豆類などの炭水化物に含まれていますが、不思議な特徴があります。

それは、「冷ますと増える」ということ。

たとえば、炊きたてご飯よりも、冷ましたご飯のほうが、約1・6倍もレジスタントスターチの量が増えるのです。

ふだん食べているご飯を冷ますだけで、不溶性食物繊維と水溶性食物繊維の両方のメリットを享受できて腸がきれいになるなんて大発見ですし、こんな嬉しいことはありません。

レジスタントスターチは、こんなにすごい！

レジスタントスターチは、炭水化物に含まれる「でんぷん」の一種です。普通のでんぷんは、食べると小腸までで消化吸収されます。

ところが、**レジスタントスターチは、小腸で吸収されずに大腸まで行き着くことができます**。「消化されにくい(レジスタント)」、「でんぷん(スターチ)」であることから、日本では「難消化性でんぷん」と呼ばれています。

レジスタントスターチは、消化酵素によって消化吸収されないため、大腸まで行き着くことができるのです。

でんぷんは食べると消化吸収されるのに、なぜ冷ますだけでレジスタントスターチに変わるのでしょうか？　その仕組みはわりとシンプルです。

でんぷんは、たくさんのブドウ糖が集まってできています。ブドウ糖を1本のひもとしてイメージしてみてください。

加熱後のでんぷんは、ブドウ糖のひもが絡まらずに伸びた状態。そのため、消化酵素の働きで簡単にほどけてしまいます。

なぜ、冷ますとレジスタントスターチに変わる？

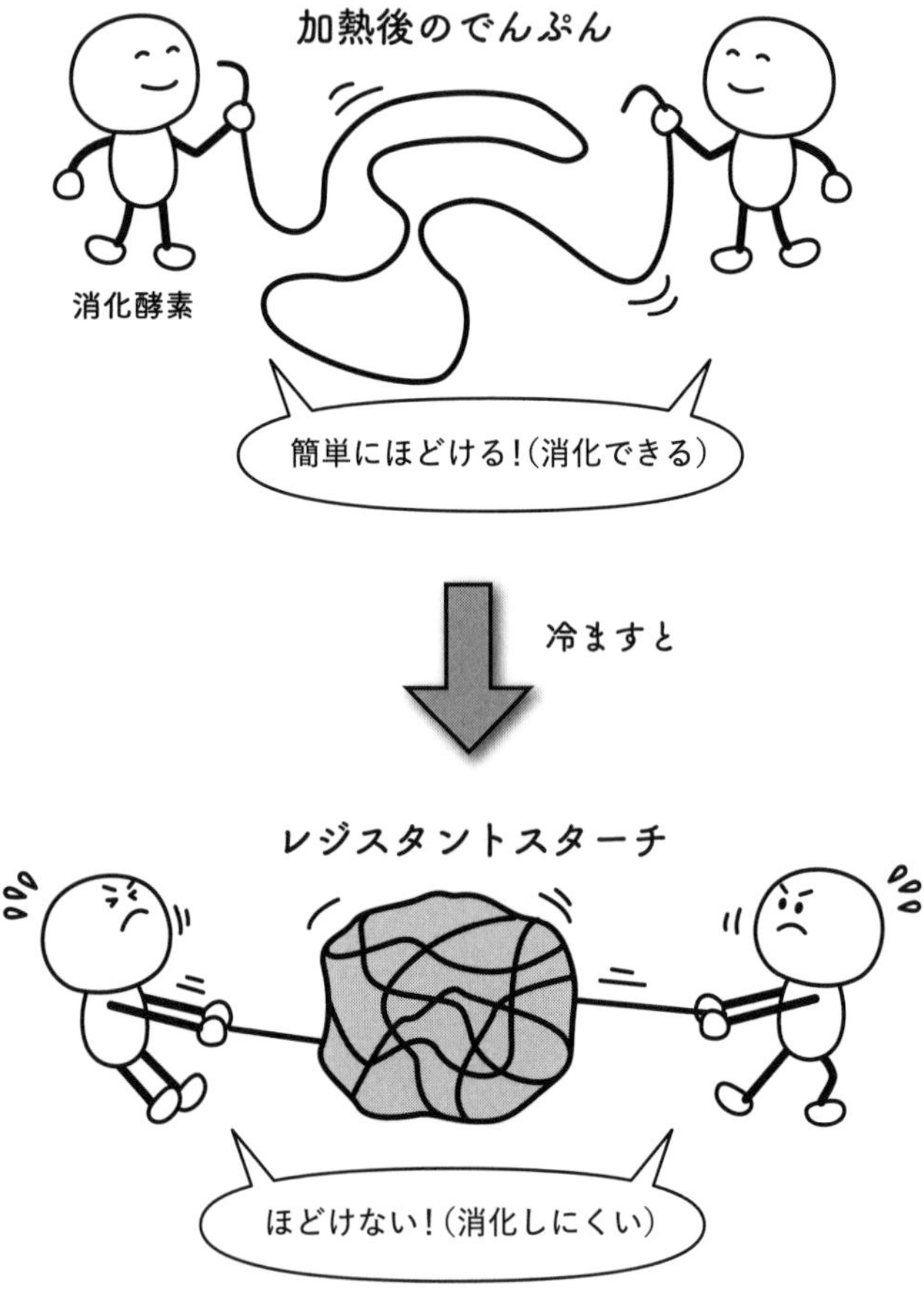

これが、「消化される」ということです。

しかし、加熱後のでんぷんを冷ますと、**ひもが絡まりあってたくさんの結び目ができます**。こうなると、**消化酵素が来ても、ブドウ糖のひもは解けなくなります**。この状態が「消化されない」ということになるのです。

その結果、でんぷんを大腸にまで届けることができるというわけです。

レジスタントスターチは直腸も元気にする

直腸にもビフィズス菌など大切な善玉菌がいるため、できれば、**エサとなる食物繊維をしっかり直腸まで届けてあげたい**ところです。

ところが、食物繊維の多くは、大腸と肛門をつなぐ直腸を素通りしてしまうため、直腸に腸内細菌を増やすことは容易ではありません。

不溶性食物繊維は、直腸を通過するものの、腸内細菌にエサを与えられず、便として流れ出てしまいます。

水溶性食物繊維は、直腸にたどり着く前に、腸内細菌に食べられてしまうので早々になくなってしまいます。

ところが、レジスタントスターチは違います。

大腸の入り口付近から、善玉菌のエサとなるブドウ糖を少しずつ与え続けて、私たちのからだによい影響を与える短鎖脂肪酸を生み出してくれます。その後も形を変え、**有害物質を回収しながら善玉菌や短鎖脂肪酸を直腸まで運んでくれる**のです。

つまり、レジスタントスターチは、**大腸の一番肛門側にある「直腸」までしっかり**

元気にしてくれる「ハイパー食物繊維」なのです。

直腸は、大腸がんの発症が多い部位です。近年増加している潰瘍性大腸炎も、直腸から炎症が広がっていくことが多くあります。

大腸だけでなく、直腸の環境も良好にしなければ、そこからさまざまな疾病が発症してしまう心配があります。

レジスタントスターチを摂取して、直腸までしっかりきれいにしましょう。

ウンチやおならが臭いのは、間違った食べ方をしている証し

腸の状態は、私たちの健康のカギを握っているとお話ししてきましたが、それでは、腸の健康状態を知るにはどうすればいいのでしょうか？　自分自身で腸の中を見られればいいのですが、そうもいきません。

そこで、**腸の状態をわかりやすく表しているのが、便**です。

まずは回数ですが、**「1日1回」出るのが理想的**です。

便の状態は**「やわらかめ」、形は「バナナ型」が理想的**です。

理想的な便の構成成分は、80％が水分で20％が固形物です。20％の固形物のうち、3分の1が食べカス、3分の1が腸から剝がれ落ちた組織、3分の1が腸内細菌の死んだものです。

意外に水分が多いと思われたのではないでしょうか？　水分をたっぷり含んだ少しやわらかめぐらいの便が望ましいのです。**あまり力まなくても、するっと出るといいですね**。

腸の働きが悪くなると、便が腸の中にいる時間が長くなり、その間に便の水分が吸収されて硬くなっていきます。

女性に多い、硬くてウサギのようなコロコロした便が出るという方は、いつ便秘になってもおかしくない状態。

食物繊維をしっかり摂って、腸の働きを改善しましょう。

腸内環境が良好な状態であれば、便はそれほど臭いません。便が臭い、おならが臭うという場合は、腸内環境が悪化している可能性が大きいです。

善玉菌は、酸性を好み、アルカリ性を嫌います。悪玉菌は、アルカリ性を好み、酸性を嫌います。

便やおならが臭いと思ったら、腸内がアルカリ性に傾いている証拠。つまり、悪玉菌が増えている証拠といえます。

大きなウンチで、からだの有害物質を排出しよう

何度もいいますが、いい便を作るためには食物繊維をしっかり摂ることが大切です。**便とともに大腸内の有害物質が体外に排出**されます。

ですから、便秘になってしまうと、どんどん有害物質が体内にたまっていくことになるのです。

スムーズな便通には、**便が出やすいようにある程度の大きさに形づくる必要があります**。そのために役立つのが食物繊維です。

1972年の研究結果ではありますが、穀類やイモ類を主食としていたアフリカ大陸の国（ウガンダ）の人たちは、1日に400〜800グラムもの排便があったそうです。日本人の平均は200グラムですから、すごい量ですね。

排便量の多い地域では、動脈硬化や心臓病、大腸がん、糖尿病などの病気がとても少なかったといいます。その理由は、食物繊維の摂取量が多く、腸内環境が整っていたからだと考えられています。

便秘になりやすい人は、そもそも便になる食物繊維が不足していたり、善玉菌の活動が弱い可能性があります。

便秘同様、下痢も腸内環境が乱れて起きる不調です。

大腸は、食べ物の水分を吸収して便を作っていきます。腸のぜん動運動がうまく働

毎日の便で健康状態をチェックしよう！

腸内環境がやばい！

タイプ1　コロコロ便

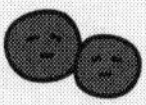

硬くて黒くウサギの糞のような便。便が腸内に長くとどまり、有害物質が増えてしまっています。

タイプ2　ガチガチ細長便

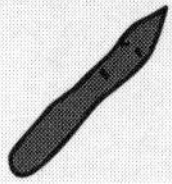

細長い便が出る人は便のかさが足りていません。レジスタントスターチで便のかさ増しをしましょう。

まずまず！

タイプ3　ひび割れソーセージ便

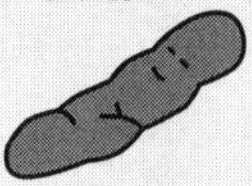

ソーセージ状でも便にひび割れがある人は便がまだ硬めです。
腸内環境を整えて、なめらかな便を目指しましょう。

絶好調！

タイプ4　なめらかバナナ便

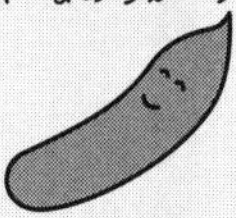

表面がなめらかで、太さもあり、スルッと出てくる柔らかい便が理想的です。この調子で腸活に励んでください！

まずまず！

タイプ5　やわやわ便

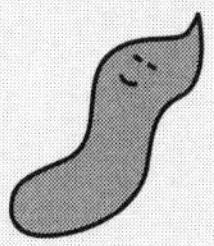

便のかさはあるものの、形が崩れている人は、腸での水分吸収がよくない可能性も。暴飲暴食には気をつけましょう。

腸内環境がやばい！

タイプ6　ガチビシャ便

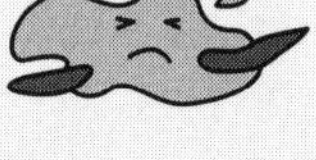

ガチガチ便とシャビシャビ便が同時に出る人は、腸内環境がかなり乱れています。今すぐ腸活を始めるようにしましょう。

タイプ7　シャビシャビ便

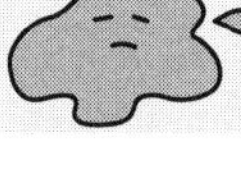

腸で水分がほとんど吸収されていません。慢性的に起こる場合は腸の病気の可能性があるので注意してください。

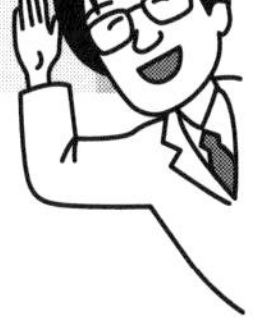

かず、水分を吸収する能力が下がると、便が固まらずに下痢になってしまいます。

先に食物繊維は腸内細菌の「エサ」になり、エサを食べた腸内細菌は短鎖脂肪酸を生み出すとお話ししました。

実はこの**短鎖脂肪酸は、腸の水分を吸収する働きにも関わっています**。**短鎖脂肪酸の量が増えると、水分の吸収が正常化し、下痢が緩和するとも考えられています**。

腸内細菌の環境がガラリと変わる「60歳の壁」を意識する

加齢によって腸の働きは、だんだん衰えていきます。

そうすると、悪玉菌が増えやすくなり、便秘になりやすくなります。

グラフを見ると、**60代後半から便秘に悩む人が増えている**ことがわかります。70代前半までは女性のほうが多いのですが、70代後半からは男女共通の悩みになります。

60歳以降、便秘が増える理由には、いくつか原因が考えられます。

○腸の働きの低下

加齢によって、大腸のぜん動運動が低下することが考えられます。大腸内に便がとどまる時間が長くなり、その間に便の水分が吸収されて硬くなり、便秘を引き起こしてしまうのです。

○便を押し出す力の低下

筋力の低下によって、便を押し出す力が低下することにより、便が大腸内にとどまりやすくなってしまいます。

○食べる量が少ない・食物繊維の摂取量が少ない

年を重ねると食が細くなっていきます。便のもとは食べたものですから、食べる量が少なければ、便の量も減ってしまいます。食事量の減少とともに、便を形づくる食物繊維の摂取量も少なくなるため、便秘になりやすくなってしまいます。

日本における便秘の有訴者率（男女・年齢別）

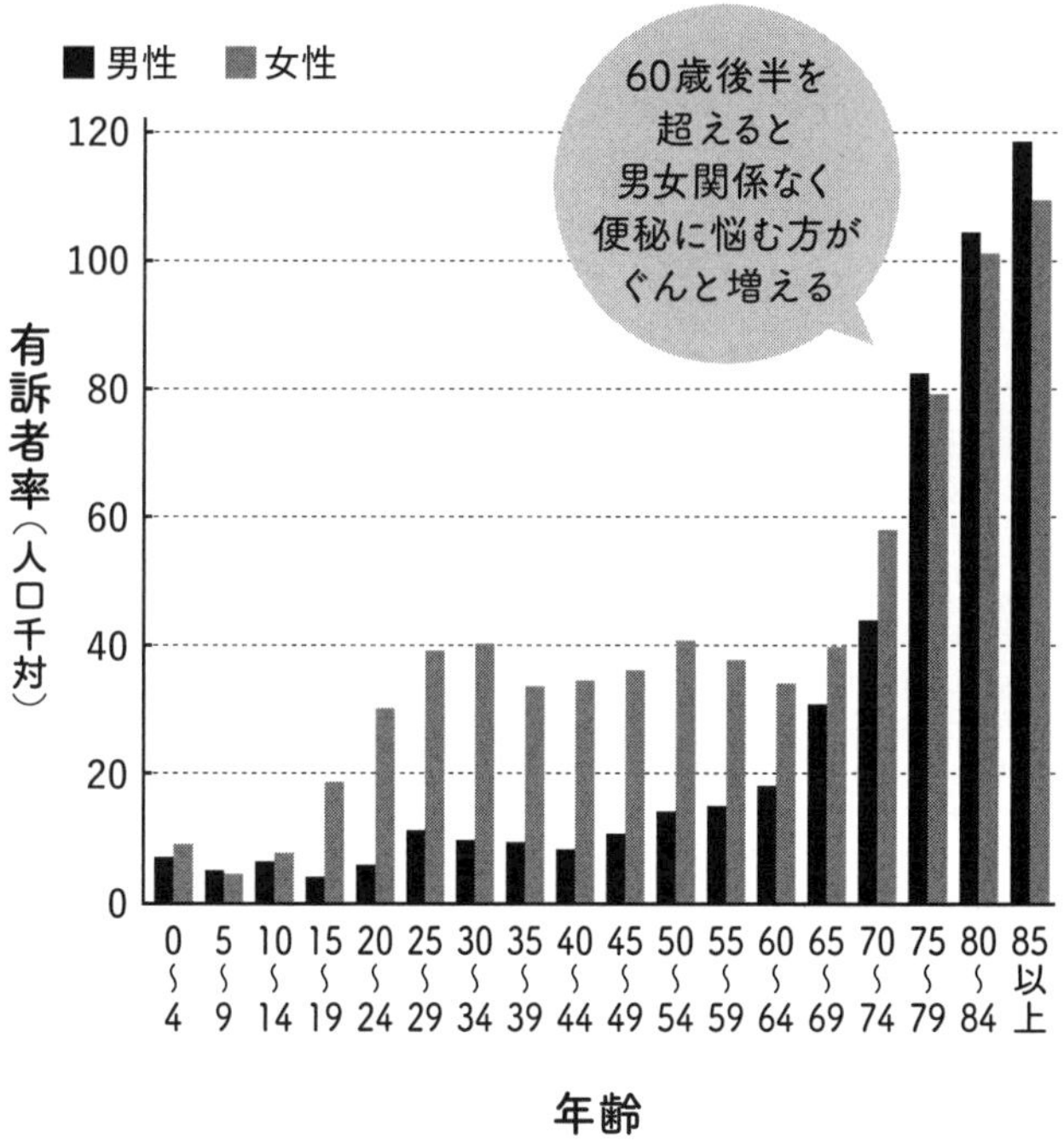

令和元年 国民生活基礎調査（厚生労働省）より作成

60代を過ぎたら、意識して「腸活」を

便秘を予防するために、若いときよりも意識して腸活に努めましょう。

ご飯などの炭水化物をしっかり摂り、ヨーグルトや、ごぼう・大根などの野菜を意識して摂るようにしましょう。

また、日中の活動量が少なければ、エネルギーが使われませんから、お腹もすかず、食べる量も少なくなります。

家の中ばかりにいるのではなく、**外出して適度な運動を心がけましょう**。からだを動かすことは、腸に直接、刺激を与えることにもなり、ぜん動運動を促すことにもなります。

ウォーキングに出かけたら、途中でトイレに行きたくなったという経験のある人は多いことでしょう。これは、**からだを動かすことが腸への刺激になって、便通が促さ**

れた証しです。

運動すると気分も前向きになり、食も進むものです。一日をぜひ活動的に過ごして、しっかり食べて、腸の元気を維持しましょう。

中高年・高齢者に限らず、便秘は若い女性にも共通する悩みです。特に太ることを気にして、炭水化物を制限したりすると食物繊維が不足して、たちまち腸内環境は悪化し、便秘になってしまいます。

「大きなウンチを作って」「しっかり悪いものを体外に出すこと」これが腸活の基本と、心得てください。

炭水化物が発がん性物質の発生を抑える！

さて、ここまで腸活の大切さと食物繊維の重要性をお話ししてきました。腸活によって腸内細菌を元気にすることが免疫力を高めたり、肥満を予防したりするといった多くの健康効果につながることがわかっていただけたでしょう。

さらにここからは、腸活は病気の予防という側面からも重要であることをお話ししましょう。

まず、**腸が元気になることで、大腸がんのリスクを減らすことができます**。

2022年の統計で、死亡数が多いがんは、女性の第1位、男性の第2位が大腸がん。

罹患者数は、年間約16万人もの数になります。

大腸がんの発症には、生活習慣、特に食生活との関連性が強く指摘されています。日本人の食生活が炭水化物を減らす方向にシフトしてから、急激に患者数が増えたがんの一つです。

厚生労働省の「国民健康・栄養調査」によると、炭水化物の摂取量は1955年には1日411グラムありました。

それが、2019年には248グラムまで低下しています。1日当たりのエネルギー摂取量も減少、米の摂取量も低下しています。

炭水化物の摂取量が減少するのに反比例するように、大腸がんにかかる人が急増しています。

疫学的な研究で、**炭水化物（でんぷん）の摂取量が減ると、大腸がんの発症頻度が**

上がるという報告もあります。

善玉菌が生む「短鎖脂肪酸」ががんの増殖をブロック

炭水化物に含まれる食物繊維は、善玉菌の「エサ」になり、エサを食べた善玉菌は、酢酸、プロピオン酸、酪酸などの「短鎖脂肪酸」を作り出します。

この中の「酪酸」が、大腸がん予防にすごい働きをしていることが近年の研究でわかってきました。

通常の細胞はブドウ糖をエネルギー源としていますが、大腸の細胞は、酪酸を主要なエネルギー源としています。

そのため酪酸の量が不足すると、エネルギー不足に陥り、細胞が正常に機能できません。

また酪酸は、がん抑制遺伝子の一種「p53」を活性化することもわかりました。p53遺伝子が活性化すると、がん化した細胞が増殖するのを防いだり、死滅させたりと、がんの発症リスクを下げることができるのです。

つまり、酪酸を増やすことが、大腸がんの予防につながるというわけです。

炭水化物を食べ、善玉菌にしっかりエサを与えて腸の中に短鎖脂肪酸を増やしてあげることが、発がん性物質の発生を抑えるのみならず、遺伝子レベルでもがんの増殖を防ぐための効果を発揮するのです。

潰瘍性大腸炎、クローン病などの病気も予防

今、日本では大腸がんをはじめとして、腸の病気に苦しむ人が増えています。

潰瘍性大腸炎は、大腸の粘膜に慢性的な炎症を起こして、下痢や腹痛を伴う病気です。難病に指定されていて、日本では約17万人の患者がおり、老若男女関係なく発症するとされています。

近年、急速に患者数が増えています。

また、同じように腸に炎症が起こり、腹痛や下痢をもたらす**クローン病**も増加傾向にあります。こちらも難病に指定されている病気で、小腸や大腸での発症頻度が高く、日本には約4万人の患者がいるとされています。

潰瘍性大腸炎もクローン病も、腸管での免疫機能が暴走することで、腸管に炎症が起きると考えられ、炎症性腸疾患（ＩＢＤ）と総称されています。

これらの病気も、レジスタントスターチ（食物繊維）を摂取することで症状が緩和する可能性のあることが、ブタを使った実験で示されています。ブタは人間と腸の長さがほぼ同じため、研究に使われることが多い動物です。

その実験では、ブタにレジスタントスターチの少ないコーンスターチ（トウモロコシのでんぷん）と、レジスタントスターチが多い非加熱のジャガイモをそれぞれ14週間食べさせたところ、非加熱のジャガイモを与えたブタのほうが、明らかに炎症性腸疾患の症状が緩和したのです。

短鎖脂肪酸「酪酸」が炎症を緩和する

また、炎症性腸疾患には、短鎖脂肪酸の一つである「酪酸」が治療に有効だと示唆する実験もあります。

慶應義塾大学の長谷耕二教授らの実験では、酪酸を結合させたでんぷんを、大腸炎を起こしているマウスに与えたところ、与えていないマウスに比べて免疫の暴走を抑える細胞（制御性T細胞）が2倍ほどに増え、その結果、大腸炎の症状が緩和したといいます。

このことから、**腸内に酪酸を増やしていけば、炎症性腸疾患（IBD）の改善効果が期待できる**といえます。

特に潰瘍性大腸炎は、直腸部分から炎症が起こることが研究で明らかにされています。したがって炭水化物を冷やすことで増える**レジスタントスターチならば、直腸まで善玉菌を届けることができるため、改善効果が期待できる**というわけです。

食物繊維についていろいろ述べましたが、腸を元気にする食物繊維をしっかり摂ることは、命に関わるような重大な病気を予防することにもつながるということがわかっていただけたのではないでしょうか。

第3章

集中力・記憶力を上げる「炭水化物」の摂り方

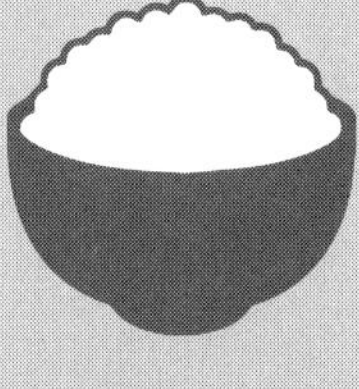

脳の働きは炭水化物（糖質）が支えている

「仕事に集中できないなあ」
「最近、すぐに忘れっぽくなる」
「なんだか疲れやすい気がする」
「ご飯を食べたらすぐに眠くなっちゃうんだよなぁ」

このような「集中力」「記憶力」「疲れ」「眠気」に関するお悩みをお持ちの方もいらっしゃるかと思います。これらのお悩みは、脳と密接に関わっています。

そして、脳にとって炭水化物は非常に重要なものになっています。

炭水化物は「糖質」＋「食物繊維」

で構成されていることは、前段でご説明した通り。

「糖質」はからだのエネルギー源になり、「食物繊維」は胃や小腸で吸収されず、大腸まで届くことで腸内環境を良好に保つ働きをしているということは、もう理解されていると思います。

第3章では、**からだのエネルギー源になる「糖質」についてもう少し詳しく説明をしましょう**。

どうしても「糖質」と聞くと身構えてしまうとは思うのですが、恐れることはありません。

むしろ、正しく理解することができれば、最強の味方にすらなってしまうのです。

食べ物から摂取した糖質は、消化吸収されてから血液中に入り、体中の細胞に行きわたります。

ところが、糖質を充分に摂らないと、各組織にエネルギーが行き渡らず、からだに支障をきたしてしまうのです。

特に脳は糖質からのエネルギーを大量に消費しているのです。

・脳のエネルギー源は糖質

脳は想像以上に多くのエネルギーを消費する臓器です。脳の重さはだいたい体重の2％ほどとされていますが、私たちが摂取するエネルギーの約20％を消費しているといわれます。脳は、途方もない大食漢なのです。

それもそのはず、脳が与えられた役目を果たすには、それ相応のエネルギーが必要になるのです。

脳は、いわば司令塔。ほかの各組織へとさまざまな命令を出しているのです。

基礎代謝量の内訳

臓器・組織	重量（kg）	エネルギー消費量（kcal/日）	比率（%）
骨格筋	28.0	370	22
肝臓	1.8	360	21
脳	1.4	340	20
心臓	0.3	145	9
腎臓	0.3	137	8
脂肪組織	15.0	70	4
その他	23.2	277	16

※人の臓器・組織における、安静時代謝量をもとに推測したもの
※出典：糸川嘉則ほか 編　栄養学総論 改定第３版
南江堂, 141-164, 2006.

しかし、炭水化物をしっかり摂らないと、エネルギー源であるブドウ糖が不足して脳がうまく働かなくなり、思考力や集中力が低下してしまいます。

あなたがもし、最近なんだか勉強に身が入らない、仕事に集中できない、机に向かってもすぐ集中力が切れてしまうと感じていたら、それは充分に炭水化物を摂っていないがために脳がエネルギー不足になっている可能性があります。

頭やからだが疲れているときは、甘いものが食べたくなりませんか？　これは脳やからだがエネルギー不足を起こしているサインです。肝臓に貯蔵されていたグリコーゲンが枯渇して血中にブドウ糖を補給できなくなり、血糖値が下がってしまっている状態（低血糖）。血糖値が下がるとエネルギーを補給するために、からだが自然と甘いものを求めるようになっているのです。

糖質の「質」を見極めよう

脳やからだがエネルギー不足を起こし、疲れないようにするためには、**炭水化物をどっさり食べればいいのでは？　と思うかもしれませんが、それは大間違い**です。

一気にたくさん摂るのは、血糖値を一気に上げることになります。そうした食習慣は血管を傷つけて糖尿病などのリスクを高めることになりますから、おすすめできません。

炭水化物の摂り方として**重要なのは次の2点**です。

・エネルギー不足を起こさないように「適量」を摂取する
・血糖値を「急激に上げないような食品、食べ方、調理法」を選ぶ

さて、血糖値を一気に上げないために、ここで「GI値」というものをマスターしておきましょう。

「GI値」とは、食後血糖値の上昇を示す指標で、グライセミック・インデックス(Glycemic Index)の略です。**食品に含まれる糖質の吸収度合いを示したもの**です。

GI値が低いほど血糖値の上昇はゆるやかな傾向にあるため、ゆっくり消化吸収される食品ということもできます。

一般的に

・GI値が70以上…高GI食品
・GI値が56～69…中GI食品
・GI値が55以下…低GI食品

とされています。

ご飯は、炊きたてあつあつよりも、「冷まして」食べると、食物繊維「レジスタントスターチ」が増えると先にお話ししましたね。このレジスタントスターチには、血糖値の上昇をゆるやかにする効能があります。

つまり、**炊きたてあつあつのご飯のままで食べるとGI値は高いのですが、「冷ます」だけでGI値が下がると考えられます**。

実に簡単でしょ。「冷ます」だけでいいんです。

炊きたてご飯などの高GI食品を食べると、一気に血糖値が上がり、その後、急激に下がります。するとすぐにお腹がすいてしまいます。一方、**冷ましたご飯などの低GI食品ならば、血糖値はゆるやかに上がりゆるやかに下がるので、腹持ちもよくなるといえます。**

・炭水化物を食べて糖尿病を防ぐ?

血糖値が高めの人は、糖尿病にならないように注意しなければなりません。

近年は食生活の変化で若い人も発症することが増えていますから、文字通り、老若男女を問わない国民病といってもいいでしょう。

糖尿病は、血糖を下げる働きを持つインスリンの働きが悪くなり、常に血糖値が高くなってしまう病気です。無理してインスリンの分泌をしようと膵臓に負担がかかってしまうのです。

炭水化物を冷やして食べる方法は、血糖値の上昇を抑えて、膵臓の負担を軽減できる可能性があります。つまり、エネルギー不足を起こさずに、糖尿病の予防にもおすすめできるかもしれません。

夏場に水分補給としてスポーツドリンクを飲むのは要注意！

気温が上がってくると、水分補給は欠かせませんよね。**水分を摂る際、注意してほしいのが「スポーツドリンク」**。

スポーツドリンクには、**手っ取り早くエネルギーを補給できるよう糖分が多く含まれています**。しかし、それは激しいスポーツをして大量に汗をかいた人を想定して設計されているのです。**スポーツドリンクには100ミリリットルあたり6グラムほどの糖質**が含まれています。その量はなんとスティックシュガー2本分ほどになります。

日常生活レベルの活動で汗をかいた程度では、糖分が多すぎる可能性があります。**糖分を摂りすぎると食欲がなくなり、結果的に食事から摂取すべき栄養が不足してしまう可能性もあります**から、水やお茶などで水分補給をしたほうが望ましいでしょう。

食事は、エネルギー源となる糖質をはじめ、たんぱく質やビタミン・ミネラルといったからだに必要なさまざまな栄養素を摂取するために大切です。**それを抜いてしまうとからだに必要な栄養が足りなくなってしまう**のです。子供の頃、食事前におやつなどを食べると、「ご飯の前にそんなもの食べちゃダメでしょ」なんて怒られませんでしたか。それはこうした理由からなのです。

また、スポーツドリンクや甘いジュースには、糖分が多く含まれていますが、**その多くは、からだに吸収されやすい「単糖」「二糖類」**です。からだに吸収されやすいということは、血糖値を上げやすいということです。摂りすぎると疲れやすいからだになってしまいますし、糖尿病などの病気のリスクを高めることにつながります。

乳酸菌飲料は、「乳酸菌が入った糖液」だと思ったほうがいい

さらに飲み物で注意なのが、**乳酸菌飲料**です。

少し過激な言い方をしますが、**乳酸菌飲料は「乳酸菌が入っている糖分が多い」飲み物**だと思っています。

乳酸菌飲料が近くにある方は、試しにパッケージに記載されている成分表示を見てみてください。最初に「砂糖」や「ブドウ糖」と書かれていませんか？

成分表示は、入っている物を多い順に表示することになっています。つまり、乳酸菌飲料には糖類がたっぷり含まれているということです。

乳酸菌が摂りたくても糖分が気になる場合は、乳酸菌のサプリメントなどで補うのもひとつの方法かもしれません。

「栄養バランス」についてリテラシーを高めよう

私たちが一日活動するために必要とされるエネルギーを得るためには、炭水化物をしっかり食べることが大切です。

ただし、もちろん炭水化物だけ摂っていればいいわけではありません。

ここでは、炭水化物リテラシーをもう一歩進めて、栄養のバランスについて考えてみましょう。

よく、**食事は「栄養バランスが大事」っていわれます**ね。

ところが、**このバランスって、わかりにくいって声をよく聞きます**。

栄養学を多少なりとも学んだことがある人ならなんとなくイメージできると思いますが、普通の人にとっては、**「バランスといわれても、どんな食事ならバランスがよいのか、さっぱり……。要は、いろいろなものを食べろってこと?」**

そんな疑問を持つようです。同じような疑問を持っている人、多いと思います。

バランスのよい食事は、ズバリ、**次の2つを意識するようにしてください**。

●三大栄養素のバランスを意識する
●主食・主菜・副菜・汁ものの4つをそろえる

現代人は、炭水化物の摂取量が減っていて、脂質の摂取量が多くなっています。そういう意味では、とてもバランスが悪い食事になっているといえますから、見直したいところです。

まず、三大栄養素の理想的なバランスは以下の図の通りです。

理想的な3大栄養素のバランス

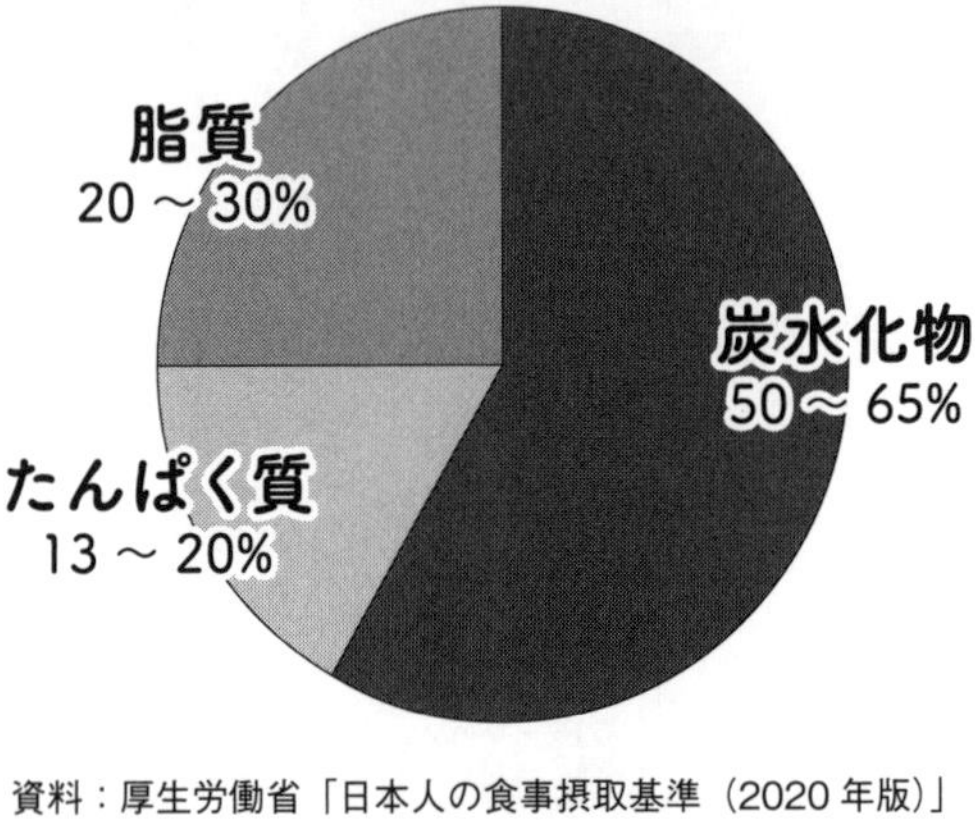

資料：厚生労働省「日本人の食事摂取基準（2020年版）」

これは一日の食事量（カロリー）に占める「たんぱく質」「脂質」「炭水化物」の割合を示しています。

これを見ると、**食事の中で炭水化物が占める理想的な割合は「50～65％」**です。

どうでしょう？「え、そんなに？」と思った人もいるのではないでしょうか？

はい。そんなに必要なんです。

車でいえば、炭水化物はいわば「ガソリン」。ガソリンが足りなかったらエンストを起こしてしまって、目的地までたどり着けないんですから。足りなくならないためには、このぐらいの量が必要なんです。

炭水化物はからだに悪いというイメージを持っていてお茶碗に一口二口分しかご飯をよそわない人がいます。この三大栄養素のバランスをもとにすると、それではとてもバランスが悪い食事になっていることが理解いただけると思います。

ついでに、ここで「三大栄養素の役割」もしっかり頭にたたきこんでおきましょう。

三大栄養素には、それぞれに役割があります。いずれかが極端に多かったり、少なかったりすると、健康に何らかの悪影響を及ぼすということになるのです。

・三大栄養素の役割

・炭水化物（糖質）…脳やからだのエネルギー源となる
・たんぱく質…筋肉や骨、臓器を作る
・脂質…神経組織、細胞膜、ホルモンなどを作る

「定食」を意識するとバランスが整う

さて、**次に2つめの「主食・主菜・副菜・汁ものの4つをそろえる」**についてです。

バランスのよい食事というと、あれもこれもと何品もそろえないといけないのでは？と思う方も多いようです。

皆さん、一日忙しく動きまわっていることでしょう。「**とてもそんな品数をそろえる暇なんてない**」**という嘆きが聞こえてきそう**です。

栄養学的にいえば、バランスのよい食事の基本形は、「主食」「主菜」「副菜」「汁もの」の４つがそろった食事です。

この４つは、次のような役割があると覚えておきましょう。

- 主食……主に炭水化物の供給源
- 主菜……主にたんぱく質の供給源
- 副菜……主食や主菜で不足するビタミン、ミネラル、食物繊維を補う
- 汁もの…水分補給と主食や主菜で不足するビタミン、ミネラル、食物繊維を補う

わかりやすくいうと、**いわゆる「定食」メニューの要領**です。

たとえば、ご飯があり（主食）、味噌汁（汁もの）があり、添えものにホウレンソウのごまあえ（副菜）があったとしたら、足りないのは「主菜」なので、肉か魚を用意すれば、バランスのよいメニューの完成です。

また、焼きそば（主食）だったら、お肉や目玉焼き（主菜）をプラスして、キャベツやもやしといった野菜（副菜）を入れて、スープ（汁もの）を添えれば、**バランスのよいメニューになります**。

定食を作るつもりで、「主食」「主菜」「副菜」「汁もの」の4つに当てはめていけば、足りないものが明確になり、それを埋めるだけでバランスのよい食事になるというわけです。

間違った食べ方が「老化」を加速させる

テレビであるタレントさんが、「内臓は使えば使うほど衰えるでしょ。私は、できるだけ胃腸に負担をかけないように、やわらかいものや流動食のような食事を心がけています」

そんなコメントを聞いたことがあります。

でも、これは間違いです。

病気で療養中というなら話は別ですが、**健康な人がこうしたやわらかいものやスープ状のものばかり食べていると、歯やのど、胃腸はどんどん衰えていってしまいます。**

特に「噛む」という行為は、人間の健康寿命に大きく影響しています。

食べ物を飲み込める大きさまで噛んで小さくして、のどへと送り込む「嚥下《えんげ》機能」が低下すると、食事が楽しくなくなり、やせていくなどの健康問題につながります。

最初の関門である口の中で食べ物を咀嚼する力がカギです。ここでしっかり食べ物を噛み砕くほど、のどや食道も通りやすくなり、消化がスムーズになります。

「ならば、最初からやわらかいものを食べればいいのでは？」と思う人もいるかもしれません。冒頭に触れたタレントさんのコメントは、まさにこの発想ですね。

噛むのも飲むのも筋肉の働きですし、内臓も筋肉です。歩かないとどんどん足腰が衰えていくのと同じで、使わないと機能が低下していってしまいます。

そして、噛む力や嚥下機能の低下は、将来、サルコペニアや寝たきりになる速度を早めてしまうのです。

また、**噛むことは集中力や記憶力とも関わっています**。

皆さんは、食材の柔らかさによって噛む力を変えることができますよね？

例えば、おせんべいを食べようと思ったらガリっと力を入れて噛む必要がありますし、豆腐のように柔らかいものであれば、おせんべいほど力を入れて噛む必要はありません。

これらの噛む力を無意識に変えることができるのは、**口周りの神経が咀嚼時に様々な情報を感じとり、脳にその情報を伝達・指令しているから**です。

そのため、**噛むことによって脳に刺激を与え、脳を活性化させることにつなげることができる**のです。

老いは口から始まります。

やわらかいものばかり食べるのではなく、**それぞれの食材の持つ「食感」を楽しみながら、よく噛んで食べましょう**。1口で30回噛むのがよいとされています。

しっかり噛む習慣をつけることが、高齢になっても噛む力をキープすることにつながります。

1日3食に縛られず、食べたいときに食べる

世の中には、食事に関するルールがいろいろあります。その最たるものが「1日3食」でしょう。私は、こうした食事のルールにあまり縛られないほうがよいと考えています。

「1日3食」がすべての人にとってよいとは限らないからです。

前の日の晩に食べすぎてしまい、翌朝、食欲がなければ無理に食べずにすます。そのくらい気軽に考えていただきたいのです。

時間になったから食べるでは、お腹がすいていなくても無理して食べることになってしまいます。これではおいしくないですし、食事も楽しくないものになってしまいます。

お腹がすいて、ぐぅーと鳴ったら食べる。これくらいでいいのです。

世界を見渡すと、**日本と同じ1日3食の国もありますし、1、2食しか食べない国、なかには5食食べるという国もあります。**そのぐらい幅があるのですから、1日3食にとらわれるのはやめましょう。

「無理に食べる3食」よりも「あぁ、お腹がすいた」と思ってから食べるほうが、元気で長生きすると思うのです。

朝、食欲がなければ昼食を兼ねたブランチで2食にする日があってもいいと思います。一度にたくさん食べられない人は1日5食に分けてもいいでしょう。

食事はエネルギーや栄養を摂るだけでなく、そのときを楽しむもの。生活の中でもっとも身近な娯楽でもあるので、無理に食べてもいいことはありません。食事を楽しくするほうが、栄養の吸収もよくなるに違いありません。

第4章では、正しい炭水化物の摂り方について、実践編を紹介していきましょう。

第4章

体調をよくする正しい炭水化物の摂り方・実践編

夜こそ炭水化物をしっかり摂ったほうがいい理由

先日、ある方が、こんなことを言っていました。

「先生。ご飯を食べるなら、朝や昼にして、夜は糖質を抜きましょう、みたいなことがずいぶんいわれていますよね。だから私も夜は炭水化物を抜いて、おかずだけにしているんです。そうしたら、夜眠れないんですよ。それで、なんか眠れないって夜中ゴソゴソ起きて、冷蔵庫でつまむものはないかなって、あさったりもしちゃうんです」

一般的に、夜はあまり食べないようにしましょう、といわれているかと思います。

しかし私は、**夜こそ意識して炭水化物をしっかり摂ってほしい**と考えています。

人間が寝ているときでも、**からだの中ではさまざまなことが行われています**。脳の中では記憶の整理や修復作業などが行われています。心臓や胃腸といった臓器も動いています。大腸の表面にはたくさんの細胞があり、そうした細胞たちにもエネルギーを供給しなければなりません。**夜の食事で炭水化物を抜いてエネルギー不足になると、そうした働きに悪影響が及ぶ**と考えられます。

例えば、胃腸などの手術をした後、血管へ直接栄養素を入れることがあります。静脈栄養といいます。

胃腸を休めるためですが、胃腸を使わないことでかえって胃腸を弱らせることがあります。適度に使うことが大事なのだと思います。

この時には栄養素が大腸には流れ込まないために、大腸に住んでいる腸内細菌にとってはエサ不足になっているのかもしれません。

つまり、寝ている間にも適度に腸内細菌にエサを与えてあげた方が良いのではないでしょうか。

先ほどの方も、それが巡り巡って、眠りに影響を与えているということを、自分で体感されたのだと思います。

それでは、どういうものがいいかというと、**冷ましたおにぎり**がおすすめです。

さらに、たまの贅沢に、**夜にお寿司を食べる「夜寿司」**もいいのではと思っています。

自然と冷ましたご飯を食べることになるので、レジスタントスターチが多く、寝ている間にレジスタントスターチが大腸に届いて、腸内細菌にエサを供給させることもできます。また、心の栄養にもつながるため、非常におすすめです。

夜にあまり食べない、という方でなんとなく体調がすぐれない、という方は、ぜひ夜におにぎり、そしてたまの贅沢に「夜寿司」を摂ってみてください。

おやつは「午後3時」にこだわらない

食事と食事の「間」に食べることを「間食」といいます。**間食には2つの意味合いがあります。「おやつ」と「補食」です。**

「おやつ」は、精神的なリラックス効果が主な目的です。一方「補食」は、食事では満たされない栄養を摂るのが目的です。

時間は午後3時にとらわれる必要はありません。一般的なビジネスマンの生活スタイルですと、昼食から夕食までの間が空いてしまうので、その間に「おやつ」や「補食」を摂るのがよいでしょう。**昼食を終えるのが13時だと考えれば、そこから3時間後の午後4時**ごろがおすすめです。

甘いものやお菓子は、食欲に悪影響を与えるので、少量にとどめましょう。**おやつとしても補食としてもおすすめしたいのは、やはり「冷たいおにぎり」**です。

おにぎりは、エネルギー源となる糖質プラス、失われやすい水分やたんぱく質、ビタミン、ミネラル、食物繊維も含んでいるバランスのよい食べ物。夕方になって疲れてきたなあと思ったタイミングで食べるには、まさにうってつけなのです。

炭水化物の正しい食べ方のキーポイントは「冷ます」

炭水化物は冷やすことで、食物繊維（レジスタントスターチ）が簡単に増やせることをお話ししました。ここからは具体的にどんな食品をどのように冷まして食べればいいのかを解説していきます。

レジスタントスターチには、人工的に加工されたものを除くと、**RS1、RS2、RS3の3種類があります（RSはレジスタントスターチの意味）**。

RS1の代表は、玄米です。玄米のように糠《ぬか》や表皮に包まれているでんぷんは、物理的に包み込まれているため消化酵素によって分解されにくく、大腸まで届きます。全粒粉でできたパンもこの仲間です。

RS2は、でんぷんそのものが消化されにくい性質を持っているタイプです。生のジャガイモや、調理用の青いバナナなどがこれに当たります。

RS3は、もともと消化されやすい普通のでんぷんが、加熱調理後に冷めることによって性質が変わり、消化されにくくなったものです。つまり、具体的には、冷ましたご飯、冷製パスタ、ポテトサラダなどにRS3を多く含んでいます。

ここからは、**だれもが一番気軽に実践できる「加熱したあと冷まして生まれるRS3」を摂取する方法**を中心に解説していきましょう。

私たち日本人が主食としているご飯、うどん、それから今や日本の国民食といわれているラーメンもまぎれもない血糖値を急激に上げる高GI食品です。つまり、高カロリーで肥満を招きやすい食品ということになります。

しかし、ご安心ください。革命的救世主がいるのです。

炭水化物を冷ますと、**でんぷんが低カロリーのレジスタントスターチに変身**するのです。

ダイエットを目指している人にとっては朗報以外の何物でもないでしょう。

それでも、ご飯を冷まして食べる「冷やご飯」なんて〝味気ない〟と異論をはさむ人も出てくるでしょうが、おにぎりだって、お弁当だって「冷やご飯」ですよね。

ご飯の場合は、**常温で1時間冷ますだけで、レジスタントスターチに生まれ変わります。炊きたてのご飯のレジスタントスターチを100とすると、常温で1時間冷ますだけで、157程度まで含有量がアップする**というから驚きです。これが白米でなく玄米だと、その効果はなおさらのこと。玄米は炊きたてでも、たっぷり食物繊維を摂取できるというスーパー食品です。当然、冷ませばレジスタントスターチが増えますから、まさに鬼に金棒です。

それでも、いくらなんでも冷やご飯ばかりを食べていられないとおっしゃる方もいるでしょう。

ご安心ください。**一度、冷ましたご飯をレンジでチンしても、レジスタントスターチは〝健在〟という研究結果があります**から、飽きないように工夫すれば、レジスタントスターチ生活は実現できるわけです。

間違った炭水化物の摂り方でダイエットをすると、「リバウンド地獄」に陥る

この本に興味を持っていただいたということは、おそらく多くの方が**炭水化物で何**

らかの失敗をしているからではないでしょうか。

特に多いのが、ダイエットにおけるリバウンドですよね。

実は、ずっとリバウンドを繰り返してしまっている方のからだは、恐ろしいことになっている可能性があるのです。

極端な食事制限をすると、必要なエネルギーを補うために、筋肉をエネルギーに変えてしまいます。体重が減って「やったー！」と思っていても、そのとき減っているのは筋肉です。そして、極端な食事制限は続きませんから、ほどなく以前の食事の量に戻ります。そうすると、筋肉も増えますが脂肪も増えます。つまり、こうしたダイエットを繰り返した結果、どんどん筋肉は減り、減ってほしい脂肪はどんどん増えてしまう。これがリバウンドのメカニズムです。

そのため、炭水化物を摂らないというのはおすすめできません。

やせるどころか、逆効果になる可能性が高いのです。

炭水化物（糖質）は、人間が活動するための主要なエネルギー源。エネルギーが足りなくなれば、からだのありとあらゆる機能が低下することになります。

ダイエットを行う目的は、脂肪を減らしたいと考えてのことでしょう。脂肪はそのままでは使うことができません。**さまざまな分解のプロセスを経て、燃えやすい形に変換**しなければならないのです。そこで必要になるのがエネルギーです。ところが、**炭水化物を減らしてエネルギー不足に陥っているようでは、その機能がうまく働きません。**結果、**脂肪も消費されづらくなってしまう**のです。

あなたに必要なのは、「**糖質の制限**」ではなく、「**適量の把握**」です。

それでは、どれくらいが自分にとって適量なのか、気になりますよね。

厚生労働省と農林水産省が策定した「**食事バランスガイド**」というものがありま

す。

この「食事バランスガイド」では主食、副菜、主菜、牛乳・乳製品、果物の5つのグループに分けて、どれくらい摂ればいいのかの目安を紹介しています。

そこでは、成人（正確には、高齢者を除いた身体活動レベルがふつう以上の成人女性や身体活動レベルが低い成人男性）の場合、主食（炭水化物）は**「ご飯（中盛り・150グラム程度）であれば1日に4杯」程度食べることを推奨**しています。

「1日に150グラムを4杯も⁉」と驚かれた方もいらっしゃるでしょう。

でも、それくらいしっかり摂ってもよいのです。

もちろん、炭水化物だけではなく、野菜やお肉などもバランスよく摂ることも重要です。

「炭水化物の食べすぎ」を避けるために、炭水化物を食べる

「糖質中毒」という言葉をご存じでしょうか?

一般的には、「糖質を摂らずにはいられない!」となってしまう中毒症状のことを指すそうです。

ただ、**「一般的には」と言ったように、私はこの「糖質中毒」に対して懐疑的**です。

人間は自分のからだのことを考えて、好ましいものを選ぶというのが本来の姿です。**糖質は、そもそも人間が生きていくためのエネルギー源として必須のものですから、摂取したいと思って当然**のこと。それを欲しないと命が脅かされるということに

なるわけですから、**それを「中毒」と呼ぶのは、そもそもおかしな話**だと考えています。

ただ、「糖質中毒」という言葉がここまで広がっているというのは、おそらく**「必要量を超えて摂取しすぎる」という恐れが皆さんの中に強くある**ということだと思います。

たしかに、過剰な摂取は体に悪影響をもたらすことになります。

では、どうすればいいのか？　簡単な方法があります。

「炭水化物を食べること」です。

そんな馬鹿な！と思われたでしょうか。しかし、これが意外と合理的だと思っています。

人間は、**何かを「考えないようにしよう」と意識すればするほど、その対象につい**

て考えてしまうという脳の働きを持っています。「カリギュラ効果」などといわれることもあります。

つまり、「ご飯を食べないようにしよう」と思えば思うほど、ご飯のことで頭がいっぱいになってしまうのです。そして、食べすぎてしまい、後悔し、ストレスをためて心が擦り減っていく……という悪循環に陥ってしまうのです。

さらに、そのストレスが、からだに悪いとわかっていても、お酒をガブ飲みしたり、甘味やジャンクフードをこれでもかと食べてしまったりということにもつながります。

この負のループを断ち切るためには、「考えてはいけない」という意識を弱めることが重要になってきます。炭水化物を摂ることを自分に許可することによって、「炭水化物を食べてもいいんだよ」と脳に訴えかけていくのです。

そうすると、自分の中の「炭水化物を食べたい！」という意識が徐々に薄れていくことに気づきます。

また、**ストレス解消を食べ物以外に求めるという心がけも大切**です。ゲームや漫画などの趣味系や、散歩や筋トレなどの運動系、何でもいいんです。食べ物に代わるストレス発散法を見つけることができれば、暴飲暴食の軽減につながっていくと思います。

「セカンドミール効果」を有効活用し、食欲をコントロールする

さらに、**炭水化物を一度冷まして食べるという方法を取り入れると、いっそう食欲をコントロールしやすくなります**。レジスタントスターチを多く含む食品は、その次

の食事でも効果を発揮、血糖値の上昇を抑えることがわかってきています。それが**「セカンドミール効果」**です。

ダイエットに取り組んだ、取り組もうとしている方や健康志向の高い方なら、聞き覚えがあるのではないでしょうか。これは1982年にトロント大学のジェンキンス博士が発表した研究です。**最初に摂った食事「ファーストミール」が、次に摂った食事「セカンドミール」の血糖値まで影響を及ぼす**ことを示した研究論文です。

たとえば、**朝食でレジスタントスターチが増えた、冷ましたおにぎりを食べたとすると、昼食に定食屋さんの温かいご飯を食べたとしても、いつもより血糖値の上昇が抑えられることがわかってきた**というのです。これは朝食のレジスタントスターチが大腸に刺激を与えて糖の代謝を促すGLP-1という物質が増えたことに由来しているというのです。

レジスタントスターチを多く含む炭水化物は、消化吸収が穏やかなため、食後の急激な血糖値の上昇を抑えることができる低GI食です。また大腸内で作り出された短鎖脂肪酸も時間差でエネルギーになるため、満腹感が持続され、間食を欲しなくなることも期待できます。

レジスタントスターチの摂取目安は、どれぐらい？

日本人の食事摂取基準（2020年版）によると、日本人の1日の食物繊維の摂取目標量は、18～64歳では男性が21グラム以上、女性は18グラム以上とあり、一方実際どれくらい食物繊維を摂っているのかという調査では、平均約14グラム。とすると、

男性が7グラム、女性ならば4グラムの食物繊維が足りていないということになります。

お米を含む多くのでんぷんを対象にした研究によると、**調理直後のレジスタントスターチ量は、平均するとでんぷん全体の約3％で、それらを冷ますと約12％にアップする**という報告があります。

日本人は1日のうちに米から炭水化物を約112グラム摂取しているというデータがあります。炭水化物のうちのかなりの量がでんぷんですから、約100グラムのでんぷんを食べていると仮定できます。

このうち3％がレジスタントスターチとして計算すると、**1日に3グラム、すべて冷やしたご飯の場合は1日に12グラムのレジスタントスターチが摂れる**ことになります。

冷ますことで増やせるレジスタントスターチの量は約9グラムになります。

つまり、**これだけで食物繊維の摂取目標量をクリアできることになる**のです。すごいと思いませんか？

継続することを考え、まずは1日1食を目標に

からだにいいからといって、突然、食習慣を変えて、朝、昼、晩のご飯を冷まして食べるというのは大変ですよね。まずは1日1食を目標に掲げ、チャレンジしてみましょう。それだけでも、体調の変化を実感できるはずです。

取り組みやすさから考えると、**毎日の昼食をレジスタントスターチメニューに変えるというのがよさそう**です。

昼食がレジスタントスターチになると、血糖値の急上昇が防げるために、午後の授業や業務中にだるさや眠気を覚えにくくなるはずです。

また、前述したセカンドミール効果もあるため、夕食が普通食になっても血糖値が上がりにくいため、肥満の予防につながることも期待できます。

外食ですとなかなか思い通りにならないので、自前のお弁当が理想的。朝、こしらえたものでも、お昼にはお米のレジスタントスターチが増えているので、願ったりかなったりですよね。それが面倒な方は、コンビニのお弁当を温めないだけでもレジスタントスターチ食に早変わりです。お米を食べないダイエットの苦しさを考えたら、朝のひと手間も楽に感じるのではないですか。

お昼ご飯をレジスタントスターチ食に変えたら、だるさや眠気を覚えることがなくなったと実感できるでしょう。

血糖値の上昇抑制は、食べてすぐに効果が表れるからです。

また、便の量が増えて排便がスムーズになることでしょう。

1日1食のレジスタントスターチ生活に慣れてきたら、次は朝食でチャレンジ、それに慣れてきたら夕食もと段階を踏んでいきましょう。レジスタントスターチに「食べすぎ」はありませんから、1日3食をレジスタントスターチに変えていきましょう。

忘れてならないのは、決して無理をしないこと。ストレスは万病の元ですから、コツコツと取り組んでいきましょう。

ご飯の正しい冷まし方は「常温で1時間」

レジスタントスターチは、炊きたての温かいご飯を4℃まで冷ますと増えるといわれてきました。

ところが、その常識がくつがえされました。**宮城教育大学の亀井文教授らの研究で、常温で冷ましても充分にレジスタントスターチ量が増える**ことが判明したのです。

亀井教授によると、炊きたてご飯のレジスタントスターチ量を１００とすると、１時間常温で冷ましたものは１５７程度まで増加。

冷蔵庫で冷ました場合では、６時間冷ましても１４０程度までしか増えず、24時間冷ましてようやく１８０程度に上昇したということでした。

このデータに基づくと、**ご飯は常温で1時間冷ませば、充分に効果が得られる**ということです。

つまり、炊飯ジャーで炊いたご飯を、ご飯茶碗によそって１時間放置すればいいのです。水分を飛ばしたほうがレジスタントスターチが増える傾向があるので、ラップは、隙間ができるように軽くかけるといいでしょう。

なお、**お弁当は、朝に自宅で詰めて、昼に職場で食べるとすると4時間くらい経過していると思います。この間に充分レジスタントスターチが増える可能性があります。**

ただし、雑菌の繁殖が心配されますから、できれば冷蔵庫で保存したいところです。
また、余裕があれば、1時間程度冷ましたご飯を詰めると、いうことなしのお弁当になります。

冷凍ご飯をレンチンでもOK？

冷凍保存したご飯を電子レンジで再加熱してレジスタントスターチ効果が得られるのか、疑問に持つ方もいるでしょう。また、そもそも冷凍保存してもいいのかという疑問に答えるこんなデータがあります。

炊きたて、冷蔵保存後、冷凍保存後のお米のレジスタントスターチ量を調べたところ、炊きたてが100だとすると、冷蔵保存後は161程度、冷凍保存後は124程度になりました。

ご飯の温度とレジスタントスターチ量のまとめ

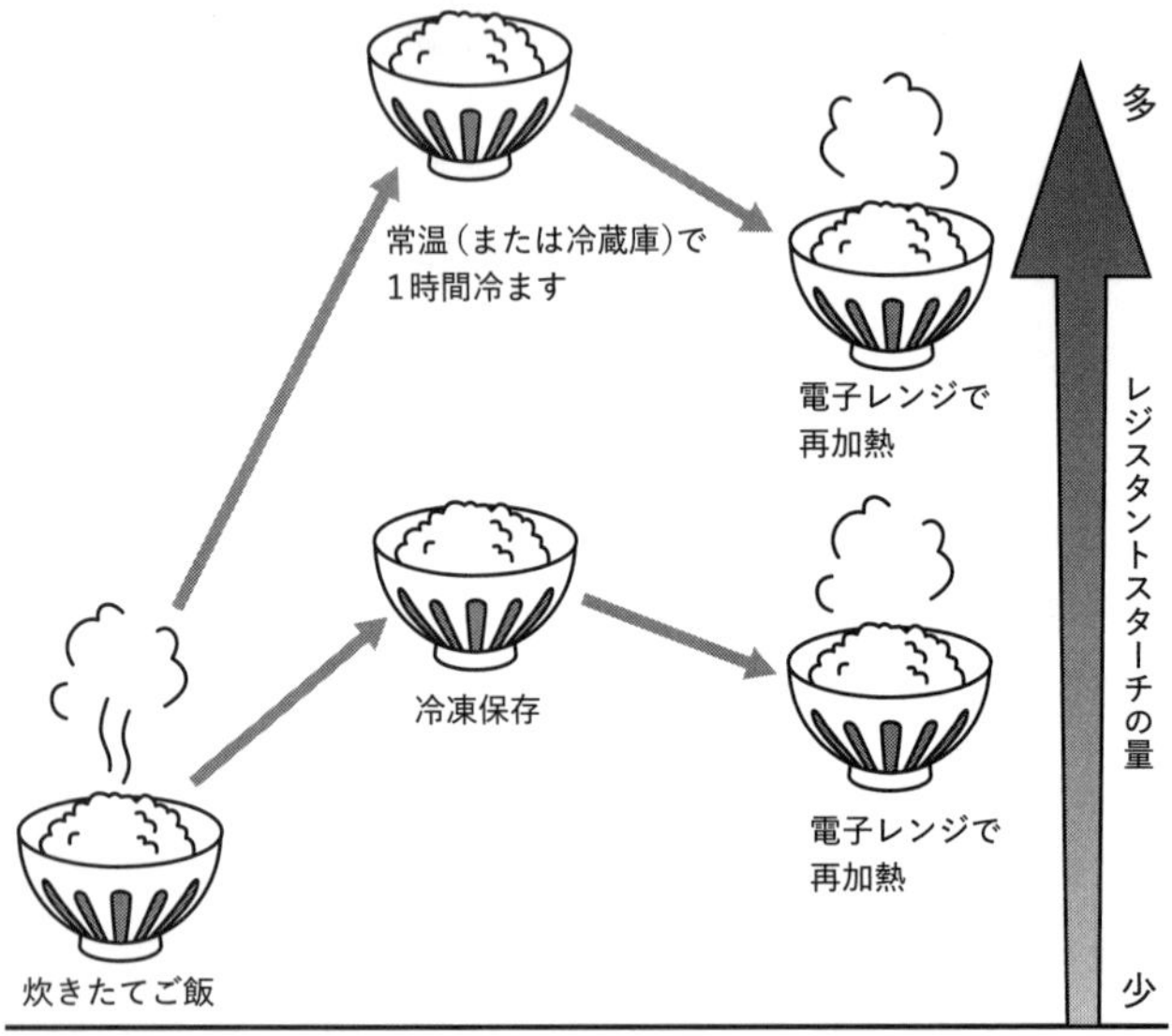

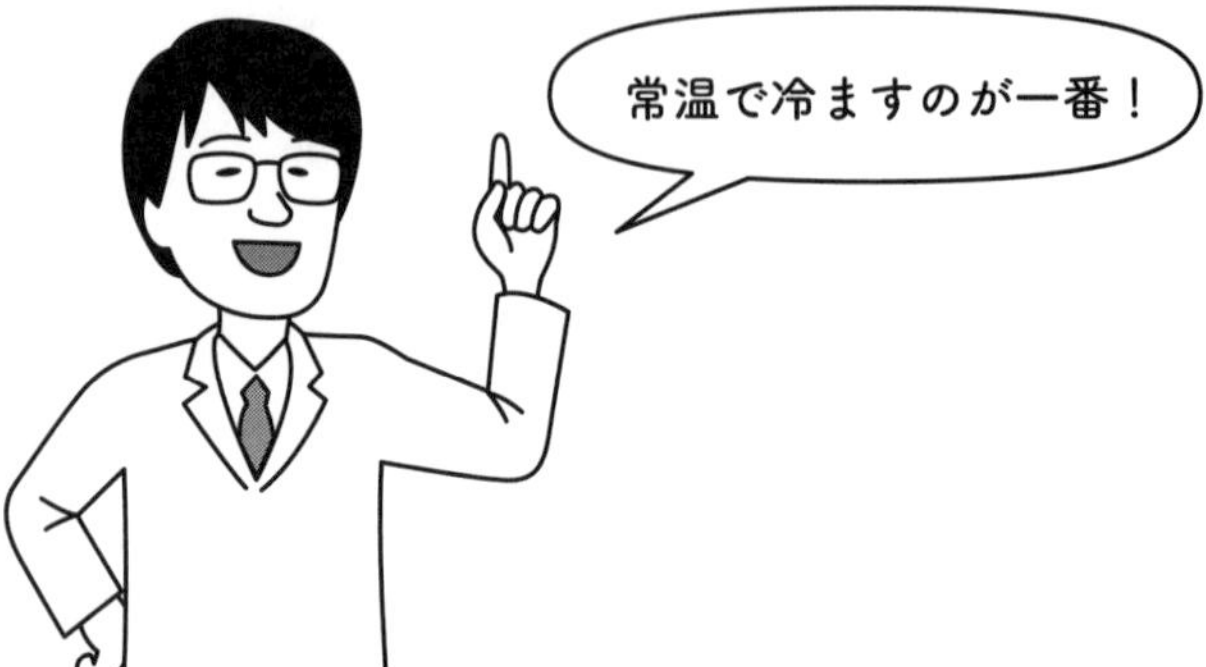

つまり、冷凍ご飯は、炊きたてよりレジスタントスターチが増えるものの、冷蔵ご飯よりは増えないことが、この実験で導かれました。

冷凍でご飯を保存している人は多いと思いますが、レジスタントスターチの観点からすると、冷蔵より劣るかもしれません。

ただし、早とちりしないでください。冷蔵ご飯と比較した場合のことです。冷凍ご飯は、炊きたてのあったかご飯より効果はちゃんとあることをお忘れなく。

また、気になるのが、冷凍ご飯や冷やご飯をレンジで温めても大丈夫なのかという問題。

率直にお話しすると、冷ましたご飯を電子レンジで再加熱するとレジスタントスターチはやや減ってしまいます。しかし、炊きたてご飯よりは多く含まれています。これも実験で明らかになっています。

こうした実験の結果、**レジスタントスターチを効率よく摂取するには、炊きたてを冷ましたご飯が一番**ということになりました。おにぎりにして1時間置いてから食べるのが理想的ということになりますが、温かいご飯が食べたいという日もあるでしょう。そんな日は、一度、冷ましてからレンジで温め直すといいでしょう。それでも、炊きたてご飯より恵みのご飯ということになるでしょう。

太りにくい「お米の品種」の選び方とは？

あなたがよく買う品種は何でしょうか？　コシヒカリ？　ササニシキ？　**ひとくくりに「お米」といっても、さまざまな品種があります**よね。

そして、品種によって、モチモチと粘り気のあるお米と、サラサラさっぱり食べられるお米などさまざまです。

お米の粘り気は、約70%含まれているでんぷんの質によって決まります。でんぷんは、アミロースとアミロペクチンの2種類で作られており、アミロースの割合が少ないと粘りが強いご飯ということになります。

「コシヒカリ」「あきたこまち」「ひとめぼれ」といった米は、アミロースの割合が少ないため、モチモチの食感を楽しめます。

一方、日本の伝統的な米の品種である「亀の尾」や「旭」、その流れをくむ「ササニシキ」といった米は、アミロースがやや多いため、粒立ちがよく、さっぱりとした食感になります。

エスニックでお馴染みのタイ米などの細長いお米は、より多くのアミロースを多く含むため、一粒一粒がしっかり硬く、サラッとした食感です。

アミロースとアミロペクチンが味わいのカギを握るお米、**レジスタントスターチの**

効果が得られやすいのは、果たしてどの品種でしょうか？

ズバリ、**答えはタイ米**です。タイ米は炊き上げても硬さを残しているため、消化しにくいでんぷん（レジスタントスターチ）をたくさん含んでいるのです。タイ米に馴染みがないという人は、リゾットやスープご飯にしてみてはいかがでしょう。けっこうおいしくいただけますよ。

タイ米に続くのが、ササニシキ系のお米。コシヒカリ系のお米よりレジスタントスターチが多いのです。

ササニシキは、「米の横綱」と称された人気の米でした。さっぱりした食感で、刺身などの和食や冷たいおかずとの相性がよく、お寿司屋さんではササニシキ系が使用されていることが多いといわれています。

ところが、徐々に「もっちりしたコシヒカリ」にファンが傾いていきました。ササニシキ自体の生産量が減っていったのも一因といわれていますが、もっと大きな要因があったのです。

1969年に「自主流通米制度」がスタートすると、もっちりした食感の新しい品種が次々と登場。それでも、ササニシキは人気を不動のものとしていましたが、1980年に状況が一変します。この年、東北が大冷害に見舞われ、これをきっかけに、冷害に強い品種が求められるようになる中で、冷害に強いコシヒカリ系の米がもてはやされるようになったのです。まもなく、ササニシキはお米界の王者の座を明け渡し、日本人の食卓からフェードアウトしていったのでした。

栄光の座を明け渡したササニシキ。**レジスタントスターチの食習慣が、もう一度、ササニシキ系のお米にスポットを当てるのではないか、密かに期待**しています。

麺類をいつもよりちょっとヘルシーにする食べ方

ご飯だけでなく、レジスタントスターチは、さまざまな炭水化物で味わえます。**つまり、あなたの大好きなラーメンも、冷まして食べる形ならレジスタントスターチ食になる**のです。

お昼に麺類を食べる人にとっては吉報といえるかもしれません。なるほど、ソーメンなんて典型例ですし、ざるうどん、冷やし中華、冷やしラーメンとレジスタントスターチな食べ方がたくさんありますし、工夫次第ではもっともっと増えそうです。

パスタについては、もう一つコツがあります。簡単なことです。

芯を残したアルデンテにゆでればいいのです。

レジスタントスターチの視点でものをいうと、**米やパスタもジャガイモも、加熱調理せずにそのまま食べられたら、レジスタントスターチをものすごい量で摂取することができます**。素材そのままだと、でんぷんを構成するブドウ糖がもっとも絡まりあっているので、消化酵素で分解できないからです。

しかし、米やパスタを生食するわけにはいきません。しかし、**パスタならそれに近づけることができます**。ゆでる時間を短めにすることで、芯を残す、つまり、アルデンテにゆでるのです。

麺の中心部に残った白い芯には、レジスタントスターチがたっぷり詰まっています。この部分は、玄米と同じでＲＳ１に分類される物理的に消化しにくいレジスタントスターチなのです。

いうまでもなく、アルデンテ・パスタを冷製で食べれば、「冷まして増える」ＲＳ３のレジスタントスターチも増えます。パスタを冷製メニューにする過程で、レジスタント化されていくので、ご飯のように常温で置いておく必要はありません。

また、太めのパスタを硬めにゆでると、よりたくさんのレジスタントスターチを摂取できます。

もう一つパスタのいいところは、具材に季節の野菜や発酵食品を合わせやすいこと。食物繊維豊富な野菜とあえた冷製パスタは、まさに健康食そのものです。

パスタ・ラーメン・うどん・そば……「麺類」の正しい食べ方は？

あえて説明するまでもなく、**うどんやそば、ラーメンも冷たくすれば、レジスタントスターチは増えます**。パスタと同じく、麺はいずれも生麺ではなく、乾麺がおすすめです。

しかし、パスタと違ってうどんやラーメンでアルデンテというのは、芯が気になりそうですが、生麺も一度冷ましていることが多いので、レジスタントスターチ食に認定してもいいでしょう。

それに加え、**家系の「麺硬め」のつけ麺とか、博多ラーメンでお馴染みの「バリカタ」の「つけ麺」にすれば、申し分のないレジスタントスターチ食**になるでしょう。うどんもできれば乾麺を選び、硬めにゆでて、冷たい「ざるうどん」や「ぶっかけうどん」にするのがいいでしょう。

また、**「そうめん」や「ひやむぎ」より、麺が太い「きしめん」のほうがレジスタントスターチは多く含まれるでしょう**。

ちなみに、**うどんのコシとアルデンテは同じものと勘違いしている人がいますが、まったく別物**です。「うどんのコシ」は、ゆでたあとの麺の外側と内側の水分量の違いや、グルテンというたんぱく質の弾力性によって生まれたものです。したがって、ゆですぎるとでんぷんがバラバラになりコシが失われ、レジスタントスターチも減ってしまうので注意しましょう。

伝統的な日本食の一つに数えられる「そば」にはレジスタントスターチは多く含まれていませんが、食物繊維が豊富に含まれていますから、これはこれで優秀な健康食といっていいでしょう。

ここでそばについての豆知識。

そばの実の殻まで使っている黒っぽい十割そばのほうが、白っぽい二八そばよりも食物繊維が多く含まれていますし、血管を強くし老けさせないルチンも豊富に含まれています。

そばもまた、「ざる」や「もり」、「せいろ」といった冷製でいただくのがいいでしょう。

ここで麺類の食べ方をおさらいしておきましょう。

1　乾麺を使って硬めにゆでる
2　冷やしメニューにする
3　選ぶなら太めの麺を

生麺だからといってレジスタントスターチが摂れないわけではありません。食感の好みや保存性、ゆで時間の長短などを加味して、生活スタイルに合わせた麺を選んでおいしくいただくようにしましょう。

すでに冷やされている「パン」は優秀なレジスタントスターチ食だが……

レジスタントスターチに関して、ご飯や麺類については多くの研究者が言及しているのですが、なぜか「パン」については深掘りされていません。

たしかに、米食とパン食を比べた場合、健康面で捉えると、私もお米を選んでしまいます。米は無添加の生粋の自然派天然食品だからです。

しかし、**「レジスタントスターチ摂取」という観点で両者を比べると、パンも優秀な食品**です。

レジスタントスターチは「加熱調理後、冷ましたら増えるでんぷん」。店頭に並んでいるパンは、加熱後に冷まされている食品です。そのためレジスタントスターチが含まれていることになるのです。

トーストしてもレジスタントスターチの含有量は大きく減らないと考えられます。これは冷めたご飯を電子レンジで再加熱するのと同じ理屈です。

しかし、**パンとご飯、五分五分の勝負のようにも思えますが、腸内環境のことを考**

えると、主食はパンよりもご飯に軍配を上げたくなります。

ご飯は「粒」であるのに対して、パンの小麦は精製された「粉」。「粉」よりも「粒」のほうが、レジスタントスターチの役割を確実に果たしてくれるというのがその理由です。

また、食パンには小麦粉以外にたくさんの材料が使われているというのもマイナスポイントになります。健康のことを考えると、やはり「ご飯」が勝ち名乗りを上げることになるでしょう。

主食の中心がパンという方も、ご飯の魅力をもう一度見直してみてください。

パンは、全粒粉を選びたいところです。全粒粉とは、普通の小麦粉では取り除かれる表皮・胚芽・胚乳をすべて合わせて粉にしたものですから、米でいう玄米のように物理的に消化しにくいRS1のレジスタントスターチがたっぷり含まれています。

中には、主食はご飯でもなくパンでもなくコーンフレークという人もいます。**コー**

ンフレークもレジスタントスターチの量が多い食べ物です。

朝食でご飯は重たいという方は、全粒粉パンやコーンフレークを取り入れてみてはいかがでしょう。

炭水化物豊富なイモ類。ポテトサラダは王様メニュー

ここまで米を中心に炭水化物を語ってきましたが、イモ類や豆類のレジスタントスターチ含有量も見過ごすわけにはいきません。

多くの方がイメージするように、ジャガイモはでんぷんが豊富な根菜。それだけにレジスタントスターチを豊富に含んでいます。これもまた、冷まして食べると含有量は格段にアップしますから、ゆでたジャガイモを冷まして食べる「ポテトサラダ」は、

まさに王様の称号を与えてもいいほどのメニュー。小鉢程度のポテトサラダでも、茶碗1杯分のご飯と同じくらいのレジスタントスターチが摂れます。

また、ジャガイモの冷製スープ「ヴィシソワーズ」もポテトサラダに匹敵するメニューといえます。食卓に並べれば、不足しがちな食物繊維の摂取を一気にかなえてくれます。

サツマイモもレジスタントスターチが多い食材。焼きイモを冷まして食べるというのもありますし、効率よく摂取できる和菓子も種類豊富にそろっています。

忘れがちなのが春雨。主原材料はジャガイモです。したがって、レジスタントスターチの多い食品ということになります。春雨サラダ、もう一度、見直してあげたいですね。

春雨は鎌倉時代に中国から伝わり、禅宗の精進料理として食されていたそうです。お坊さんは長寿な職業という説もあります。もしかするとレジスタントスターチの効能なのかもしれません。

さらに、**豆類にはいろいろな種類がありますが、炭水化物を多く含んでいるのは、インゲン豆や小豆、ヒヨコ豆など**です。これらは、ご飯並みの炭水化物を含んでいます。中には、「当然、大豆もそうでは？」と考える人もいるでしょうが、**実は大豆にはそれほど炭水化物が多くはありません。**

豆類は、水煮してサラダにしたりアンコにしたりと食べ方はいろいろあります。手を替え品を替え、食卓に上げられる食品といえるのでしょう。

たとえば、小豆は饅頭の餡としてよく食べられていますし、あんみつにすればおやつにぴったり。さらにいえば、冷めたご飯をたっぷりの小豆で包むおはぎは、理想的な食品といえます。最近は女性だけでなくスイーツ男性も増えているようですので、レジスタントスターチ豊富な和の甘味を食べる機会が増えることを期待したいところです。

もっとも、いくらスイーツが好きといっても、毎日食べるわけにはいかないでしょ

同じ「豆」でも大豆は炭水化物が少ない

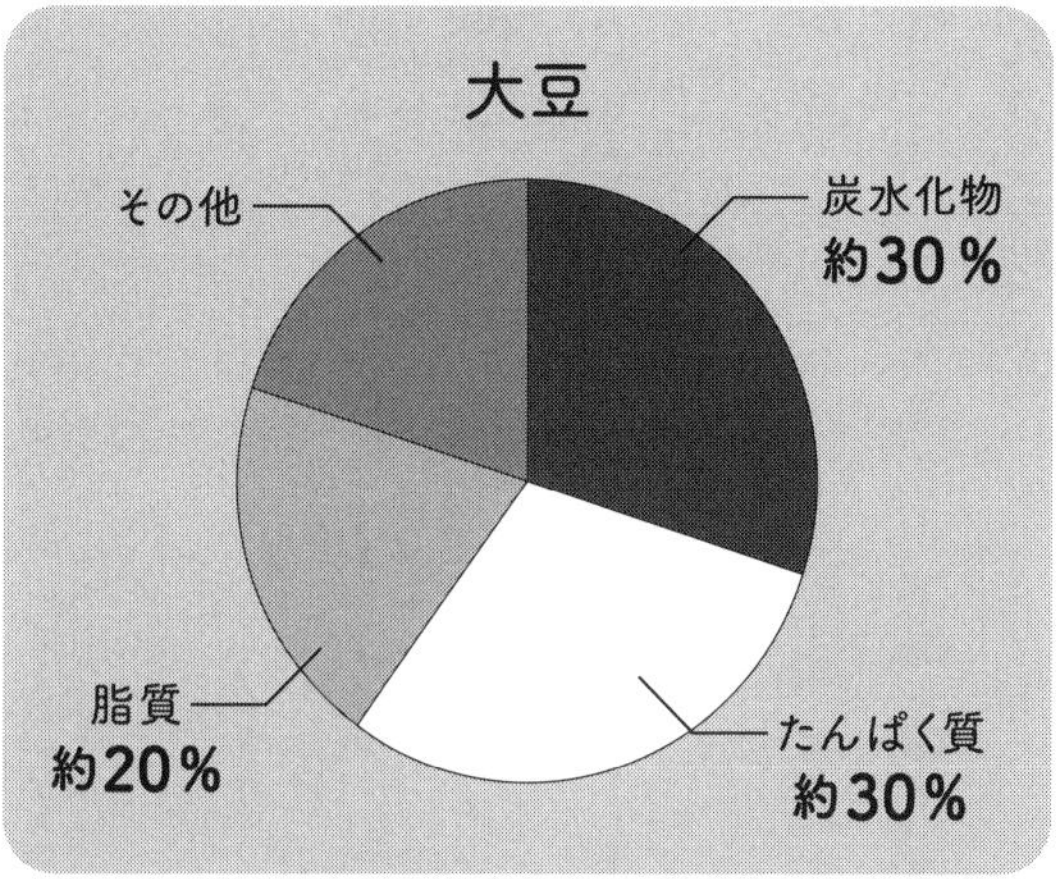

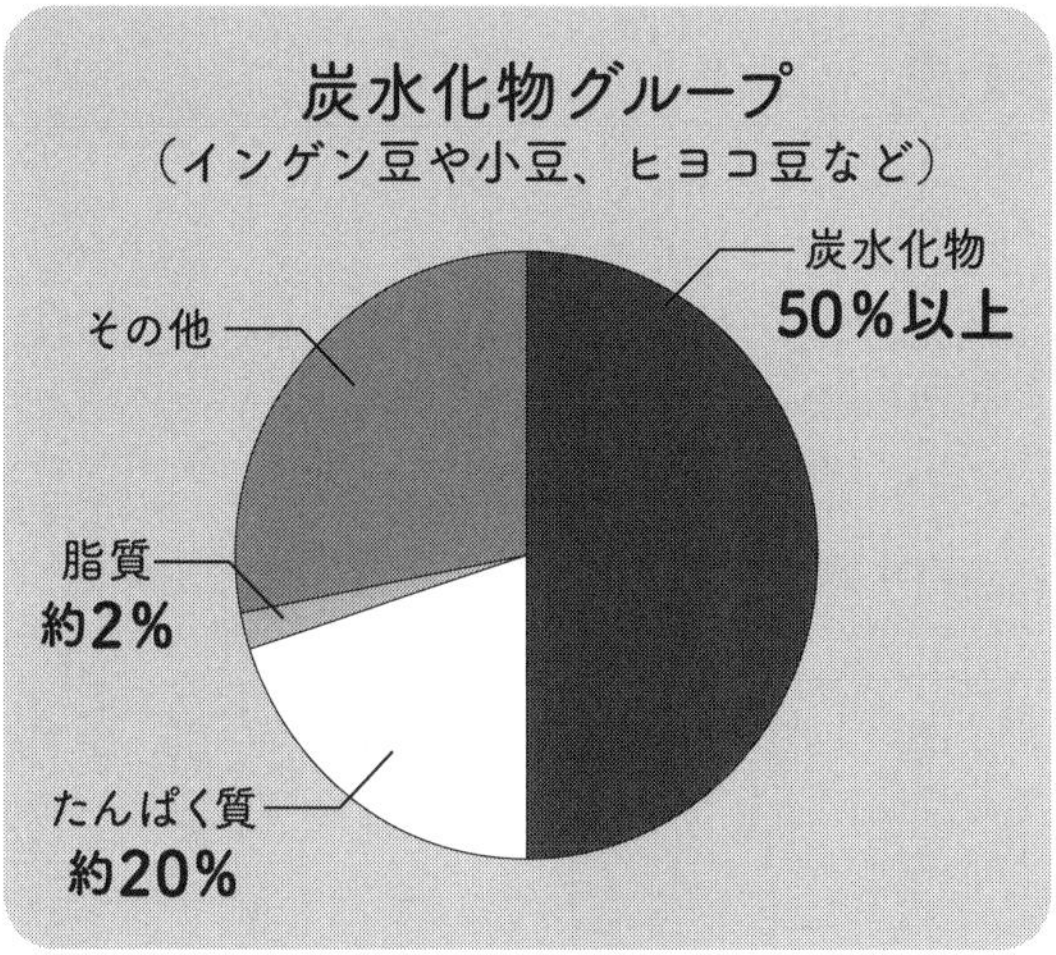

※出典：日本食品標準成分表2020年版より作成

う。主食のプラスアルファとして、イモ類や豆類を食べるように意識してみてはいかがでしょう。また、砂糖の使いすぎにも気をつけてください。せっかくの健康食が台無しになってしまいます。

「ご飯」+「みそ汁」は、「栄養学的に完璧」なダイエット食

日本の食卓の名バイプレイヤー、いや主役級といってもいいみそ汁。

古くから膳に添えられたのには、それ相応の意味があったのです。

みそ汁には、レジスタントスターチのダイエット効果をさらにアップさせるパワーが隠されていたのです。

みそ汁の出汁で使われるカツオ節には、「ヒスチジン」という必須アミノ酸が含まれています。ヒスチジンは、からだを作るたんぱく質の材料となるほか、一部は脳の視床下部まで到達し、ヒスタミンという物質に変わります。**このヒスタミンが脳の満腹中枢を刺激して、食べすぎを抑えてくれる効果があります**。

そこで大事になるのが、**食事の順番**。まず、**みそ汁を飲んでから、おかずやご飯という順番に食べていくと、食べすぎてしまうことが少なくなる**でしょう。

また、脳で作られたヒスタミンは、脂肪の分解を促進して、内臓脂肪を減少させる効果も期待できます。

私が学生を対象にヒスチジンの摂取量と体脂肪率の関係性を調査したところ、**ヒスチジンの摂取量が多い人ほど体脂肪率が低い傾向にある**ことがわかりました。このことは高齢者を対象とした調査や、アメリカのルイジアナ州で行われた大規模調査でも、同様の結果が得られています。

さらに、**かつお出汁には肥満を防ぐ作用があるタウリンも含まれています**。ヒスチジンとタウリンの相乗効果は、やせやすいからだを作るのに大きな期待が寄せられています。

冷めたご飯と一緒に、みそ汁のヒスチジンやタウリンを摂取すれば、高いダイエット効果が期待できるのですから、「ご飯」と「みそ汁」は最高のダイエット食なのです。

発酵食品をプラスすれば、最強の腸活メニューに

一汁三菜のならいでいえば、ご飯と汁ものがそろったら、あとはおかずをどうするかです。

健康的なおかずと考えたときに思い浮かべてほしいのが、これも**日本に古くからある発酵食品**です。

発酵食品は、腸内細菌そのものを腸の中に取り入れるプロバイオティクス。これと**レジスタントスターチ（プレバイオティクス）との相乗効果で、善玉菌の量と質を高めていけば、腸内環境の劇的な改善**が期待できます。

日本人にとってお馴染みの発酵食品といえば、納豆やぬか漬け、塩麹、みそといった和食系とキムチ、ヨーグルトなども皆さんよくご存じのことと思います。

これらの発酵食品には、**腸内環境を良好にする善玉菌が含まれていますので、積極的に摂るようにしたいところ**です。

ただし、**ヨーグルトなどの乳製品でお腹を壊す人がいます**。それは牛乳の甘味成分を分解できない**「乳糖不耐症」**が疑われます。ヨーロッパや中近東の人にはほとんどみられないようですが、**日本人など黄色人種では3割ほどの人が該当する**といわれています。

また、乳製品にアレルギー反応を起こす人もいます。牛乳を発酵させてヨーグルトを作る間に、乳糖やアレルギー物質の多くは分解されますが、ゼロにはなりません。チーズも同じです。

発酵食品だからからだにいいと思い込んでいたヨーグルトが原因で、体調が悪くなってしまっていたら元も子もありません。**心当たりのある人は、製品パッケージに表示されたアレルギーに関しての情報を見逃さないようにしてください**。

私は、日本人の腸内環境に合う発酵食品は、日本で生まれた発酵食品であろうと考えています。

赤ちゃんの腸内細菌は、出産時に母親から継承されます。住んでいる環境や先祖代々受け継がれてきた食習慣の影響を受けて、私たちの腸内フローラは築かれるのです。

そうであるならば、その土地でできた発酵食品を食べたほうが、腸に馴染みやすいはずと考えています。昔の日本人が「土地の食材」や「旬の食材」を食べていたのは、科学的に見ても理にかなっているというのが、研究者である私の見解。

その見解に基づけば、**いくら健康にいいといわれていても、からだが受けつけないものを無理して食べる必要はありません**。食べてみて体調がよくなっていると感じられるならば、それは大いにけっこう。

自分に合う食材、好みの食材を見つけて、あなたならではの腸活方法を習慣化してみてください。

1975年の献立が理想的？　その理由とは？

ご飯にみそ汁、西京漬け、納豆、それに粕漬けとそろえば、まさに日本の典型的な食卓。レジスタントスターチやプロバイオティクスなど、腸内環境を良好にする食の理にかなったこの膳こそ、和食の極みといえるでしょう。

2013年、「和食」がユネスコの無形文化遺産に登録されました。見た目の美しさもさることながら、ご飯とみそ汁、漬物などの発酵食品を中心に、季節のものを食べる「和食」が、世界に認められた証しといえるでしょう。事実、外国人が好きな外国料理の1位にも選ばれ、多くの観光客が和食を楽しみに来日しています。

古くから受け継がれてきた「和食」ですが、時代に沿って、その姿は微妙に変化しています。そんな**和食をテーマにした興味深い研究があります。**東北大学の都築毅准教授らの研究グループは、厚生労働省の国民健康・栄養調査のデータに基づき、1960（昭和35）年、1975（昭和50）年、1990（平成2）年、2005（平成17）年の平均的な献立を、それぞれ3食1週間分を再現。それを粉末にしてマウスに食べさせ、寿命や健康状態、学習能力などを分析しました。

この研究データによると、**1975年の和食を食べたマウスが一番長生きし、学習能力が高く、がんや糖尿病の発症率が低かったといいます。内臓脂肪量についても、1975年が抜群に少ない結果が得られた**とあります。逆に一番悪い結果だったのは2005年。同様の試験は人間でも行われ、1975年型を4週間食べたグループは、現代型（2005年）の食事のグループに比べて、悪玉コレステロールやヘモグロビンA1c（糖尿病の指標）、腹回りが減少するという結果が報告されています。

同じ和食なのに、この数値の違いは好奇心をくすぐるところ。

1975年グループに一体何が起こったのか、都築准教授は典型的な献立として、次の例をあげています。

・朝食：ご飯、みそ汁（キャベツと油揚げ）、卵焼き、納豆、リンゴ1/2個
・昼食：きつねうどん（油揚げ、カマボコ、ホウレンソウ、刻みネギ）、ミカン2個
・夕食：ご飯、すまし汁（白菜とワカメ）、五目豆、サバのみそ煮

この献立から見えてくるのは、**毎食しっかり炭水化物と食物繊維を食べている**ということと、**かつお出汁の汁ものを飲み、発酵食品を食べ、さらには、発酵系調味料（しょう油、みそ、みりん等）を使った料理が多い**ことです。

それにしても、このメニューは私の幼少期ではごく普通の食風景。今の若い世代は果たしてという思いもありますが、典型的な和の膳です。ここは温故知新のならいに従って、和食の知恵を取り入れた健康食生活を実践してみてはいかがでしょう。

冷たい炭水化物メニューのレパートリーを広げよう

健康的な食事を実践しましょうといわれても、毎日似通ったものばかりでは飽きてしまいます。その点、レジスタントスターチは、炭水化物食品を冷ますだけ。料理のレパートリーは無尽蔵に広がり、メニューで悩まされることは少なくてすみそう。工夫次第でたくさんの料理をこしらえることができます。

レジスタントスターチ生活をさらに楽しんでいただくために、ここでは**先人の知恵が詰まった日本全国の郷土料理を上手に毎日の食卓に取り入れるちょっとしたコツをご紹介**いたします。郷土料理には、土地土地の炭水化物食品が使われており、レジスタントスターチを上手に摂取するのにうってつけです。
宮崎の「冷や汁」、盛岡の「冷麺」、山形の「いも煮」「冷やしラーメン」、奈良の「三輪そうめん」「柿の葉寿司」、香川の「讃岐うどん」、愛媛の「さつま汁」、長崎の「長崎ちゃんぽん」、秋田の「きりたんぽ」、長野の「信州そば」、群馬の「おっきりこみ」などなど、それこそ枚挙にいとまがありません。

インターネットで検索すれば、簡単に材料をお取り寄せできますから、全国の郷土料理を気軽に楽しめます。

もちろん、**海外の料理にもレジスタントスターチ食が少なくありません。**
イタリアの「冷製リゾット」「冷製ジェノベーゼパスタ」をはじめ、スペインとポルトガルの「ガスパチョ（トマトとパンの冷製スープ）」、フランスの「ヴィシソワーズ（ジャガイモの冷製スープ）」、ベトナムの「ブンチャ（米麺のつけ麺）」、ハワイの「ポキボウル（マグロとアボカド丼）」など、冷やしメニューがふんだんにあります。

食材はインターネットでほとんど調達できますし、**見つからなくとも、ネットで検索すればレシピを紹介するページがたくさん見つかります**。ぜひ、チャレンジしてみてください。

山梨県と静岡県に学ぶ、健康長寿な食生活

章の締めくくりとして、ここで健康長寿を実現している2つの都道府県民の食生活をご紹介します。厚生労働省の試算をもとに、2010年、2013年、2016年の平均値を比較したところ、**日本一の健康長寿県は男女とも山梨県という結果**になりました。

そして、**第2位は静岡県**でした。この結果は、国民生活基礎調査や国勢調査などをもとに統計的に試算したものです。

健康寿命とは**「心身ともに自立し、健康的に生活できる期間」**のことを指し、平均寿命との差は男性で約9年、女性で約12年の開きがありました。日本では寝たきりや要介護にならないよう、健康寿命を延ばすことが大きな課題とされています。

山梨県の健康寿命は女性75・5歳、男性72・3歳、静岡県は女性75・4歳、男性72・2歳という結果になり、それぞれ全国1位と2位です。日本一の高さを誇る富士山を挟む両県が、健康長寿でも第1位を競い合っているのは偶然にしても出来すぎ感が否めませんが、**山梨県と静岡県はレジスタントスターチの摂取量が多いことを予測させるデータを見つけました。**

山梨県：すし店店舗数（全国1位）、食事時間の長さ（全国1位）、そば・うどん店店舗数（全国4位）、野菜摂取量（全国2位）

静岡県：米消費量（全国1位）、マグロ消費量（全国1位）、カツオ漁獲量（全国1位）、ジャガイモ消費量（全国3位）

このデータから、**山梨県は内陸県でありながら寿司の消費量が多く、そばやうどん、ほうとうなどの麺類を好み、かつ食物繊維を多く含んだ野菜もたくさん食べている**ことが推測できます。

一方の**静岡県は、お米とヒスチジンを含んだ魚介を好み、ジャガイモをたっぷり食べている**のだろうと想像できます。

つまり、**両県とも、レジスタントスターチをたっぷり含んだ炭水化物を他県よりも多く摂取している可能性が高い**と推測できます。このことが長寿県である理由なのかもしれません。

また、山梨県のデータでは、食事時間が長く、このことも健康長寿に寄与している可能性があります。よく噛んで食べることで血糖値の急上昇を抑えられ、食べすぎや肥満を防いでいるのでしょう。

この本を上梓するにあたり、**日本全国の健康習慣や郷土料理を調査しました。そこで見えてきたのが、日本人は昔から炭水化物を食べていたという歴史的証明**です。そして、その食習慣を今もなお続けている人々が、健康長寿を実現しているという事実です。

これは炭水化物とレジスタントスターチは、私たちの健康に欠かせないものだという何よりの証しです。

もっと美味しく&健康的に炭水化物を摂るためのQ&A

ここからは、特に疑問が多いであろう、レジスタントスターチの摂り方についてのよくある疑問についてお答えします。

前章までで解説した内容も含まれていますが、復習のためにも参考にしてください。

Q　温かいご飯のほうが好きなのですが……

炊いたご飯を冷やすだけで、レジスタントスターチが1・6倍に増えます。簡単に不足しがちな食物繊維を増やすことができますから、健康を考えるならば、冷やご飯にしてください。炊き上がったご飯を冷ますだけ、とシンプルそのもの。どうしても温かいご飯が食べたいという人は、**冷やしたご飯（冷凍ご飯）を電子レンジなどで温め直しても構いません**。レジスタントスターチの量は少し減りますが、炊きたてを食べるよりはるかに健康的です。

Q　ご飯はどのくらいの時間冷ませばいいのですか？

お茶碗によそい、「常温で1時間」、冷ましてください。冷ます際は、ラップの隙間を少し空けて、湿気を逃がすようにしてください。湿気が多いとでんぷんの分子構造が変化しにくいからです。

また、冷凍庫に入れて冷やしてもＯＫです。

Q　冷ます時間が長いほどレジスタントスターチが増えますか？

24時間冷蔵庫でご飯を冷ますと、常温で1時間冷ますよりも、レジスタントスターチ量が増えることがわかっています。しかし、その差は微々たるもの。冷ましすぎるとお米が硬くなり、食感も悪くなってしまいます。「1時間」が、レジスタントスターチを増やせて、おいしさもキープできる最適な時間といえます。

Q 炊飯ジャーでご飯を冷ましてもいいですか？

炊飯ジャーの中で冷ますと、ご飯が冷めにくく、水分も逃げにくいため、レジスタントスターチが増えにくくなります。**お茶碗で冷ますことをおすすめします。**

Q 玄米や雑穀米も、白米と同じように冷ましたほうがいいですか？

玄米や雑穀米は、温かい状態でもたっぷり食物繊維が含まれています。冷ませば白米と同じようにレジスタントスターチが増えますが、もともと硬めの玄米や雑穀米を冷ますと、さらに硬くなってしまうため、おいしさが半減してしまいます。**硬いのは苦手な人は、無理して冷まさなくともいい**でしょう。

Q 常温で冷ますと食中毒の危険はありませんか？

ご飯だけであれば1時間の放冷では問題ないと考えて大丈夫です。ただし、**ご飯以外の具材には注意が必要**です。チャーハンなどにした後の長時間の保存はお勧めできません。

Q 麺類の場合、レジスタントスターチを多く摂取するには、生麺と乾麺のどちらがいいですか？

乾麺をおすすめします。

パスタにしろ、うどんやそばにしろ、**硬めにゆでたほうがレジスタントスターチを多く摂取できます**。乾麺のほうが硬めにゆで加減を調整しやすいでしょう。

中華麺を使う際は、生麺を利用することが多いと思いますが、少しゆでる時間を短くして硬めにするのがコツです。

いずれも、冷たいメニューにして召し上がってください。

Q　パンはどのようにして食べるのがよいですか？

パンはすでに加熱調理後に冷まされている食品です。そのため、すでに**レジスタントスターチが含まれています。中でも全粒粉を使用したパンがおすすめです。**トーストするとレジスタントスターチの含有量が少しですが減ってしまうかもしれません。そのまま食べるのがおすすめです。

Q　温かいお茶やみそ汁をかけるのはNG？

多くの人が持つ疑問です。ご安心ください。**レジスタントスターチに温かいお茶やおみそ汁をかけてもレジスタントスターチの量はほとんど減りません。**

冷やご飯は、昔なら、温かいお茶を、あるいはみそ汁をかけて食べるのが定番。今はレンチンして食べるのが普通。果たして、お茶漬けやレンチンご飯でレジスタントスターチが摂れるのか気になるのは当たり前です。

お茶漬け、おみそ汁はもちろん、スープ、さらには、温かいカレーをかけても効果が損なわれることはありません。

そもそもご飯に炊き上げるには、１００℃で最低20分間程度は維持しなければなりません。そのくらいにしなければ、でんぷんの分子構造を変化させることができないからです。

したがって、**冷めたご飯にお茶をかけたとしても上昇するお米の温度はたかが知れていて、分子構造を変化させるほどではない**と考えています。

冷めたご飯が味気ないというときには、温かい汁ものをかけてかまいません。

第5章

「健康マインド」を作り、心もからだも元気に！

「完全食」はあくまで現時点での「完全食」

近頃、「完全食」なる食品がブームになっています。食事で摂るべき栄養素がすべて含まれていて、これさえ食べればOKというコンセプトのものです。

ここでいう「完全」とは、あくまでも現段階で厚生労働省が認めている摂取基準が決められているものが入っているという意味合いです。

たしかに効率的ではありますが、私はこれに否定的です。というのも、決まったものだけを食べているだけでは、どうしても補えない栄養素がある、と考えているからです。

食べ物には、今よいといわれているもの以外にも、未知の栄養素や成分が含まれて

いる可能性があるのです。私たちは、日々の食事の中で多様なものを食べています。その中には、わずかしか含まれていないビタミン・ミネラルの類がたくさんあるのです。そうしたものも私たちのからだの中でなんらかの形で健康を維持する働きに寄与してくれているはずなのです。

考えてもみてください。今、**腸活に欠かせないといわれている食物繊維は、長い間「栄養にならない不必要なもの」と考えられてきた**のです。ところが、科学の進歩とともにその働きが解明され、**今や「第6の栄養素」といわれるまで重要視されるようになっています**。

ポリフェノールもそうです。ポリフェノールが主に含まれているのは野菜や果物の皮です。以前は、そんなところに栄養があるなんて誰も考えず、皮はむかれ、そのままポイと捨てられていたのです。それが今ではポリフェノールはからだにいいとさかんにいわれるようになりました。

今後も科学の進歩とともに、実はこの成分がこんな働きをしている！とわかるものがいくつも見つかるに違いありません。ですから、今の「完全食」は、あくまでも現時点での完全食に過ぎないのです。**これに頼りすぎると、現時点では解明されていないからだにいい働きをする栄養素を摂り損ねる危険性がある**といえるでしょう。

子供の頃、好き嫌いを言うと、食わず嫌いをするなと親にたしなめられたことはありませんか。いつも同じものを食べるのではなく、ふだんあまり食べない食材も積極的に取り入れてみて、食感や味を楽しんでみる。そんなふうに食の多様性を楽しむことがからだの健康にもつながると思います。

情報や思い込みに流されすぎない

健康ブームといわれる今の世の中、健康に関する情報があふれています。**そうした情報を取り入れるのは悪くないことですが、「流されすぎないで」ほしい**と思っています。中には極端すぎる情報や、ともすれば健康を害してしまう情報もあるからです。

糖質制限ダイエットは、その最たるもの。人間が日々、生きていくために必要なエネルギーを摂らなければどうなってしまうのか。考えてみれば、わかりきったことだと思います。そして、それがいかに短絡的発想に基づいているかは、本書を読んできた皆さんであれば、すでにおわかりのことと思います。

私はふだん、栄養学部の学生に「食生活の常識」を教えています。栄養学の基礎を学んだ学生たちにとって、糖質制限ダイエットの危険性は、ごく当たり前の感覚としてあります。そんな危ないことは積極的にはしません。

しかし、**栄養学をなかなか学ぶ機会がない一般の人にとって、簡単にやせて健康になるというキャッチコピーは、残念なことに響いてしまう**のです。

私は、本書を通して、健康的な生活を送るために必要な「食生活の常識」を一般の人にも広く身につけていただきたいと思っています。

食生活の常識力をアップさせるために、ぜひ参考にしていただきたいと思っているのが、**食品成分表**です。冊子になったものが書店に並んでいますし、ネットでも簡単に検索できます。

しかし、食品に関する知識があまりない人が、ページをただペラペラとめくっても、いろんな数字が羅列してある小難しい表にしか見えないでしょう。

そうなんです。**食品成分表を活用するには、それを読み取るためのポイント**がいくつかあります。そこで、食品成分表の見るべきポイントを簡単に解説しておきたいと思います。

一つは「食物繊維」です。充分に摂れているかチェックいただきたい項目です。

もう一つは「塩分」です。高血圧の原因といわれている塩分量を知ることができます。「食塩相当量」という項目をぜひご確認ください。

もちろん、各食品のエネルギー（カロリー）も示されています。菓子類のエネルギー値が意外に高いことに驚くかもしれません。

また、**食品成分表は100グラムが単位**になっています。摂取した栄養成分量を知るには、簡単な計算が必要になります。たとえば、ご飯お茶碗1杯はおよそ150グラムです。そうすると、記載されている栄養成分を1・5倍すれば、摂取した量がわかるということになります。

さらに意識していただきたいのが「水分」です。

水分に着目することで、栄養成分を効率よく摂取できる食品かどうかを見極める目安になります。白米の水分量は約15%、これを炊くと水分をたっぷり吸収しますから、ご飯の水分量は約60%になります。

また、野菜は水分が多く80~90%が水分です。野菜は健康にいいイメージがありますが、ほとんどが水分という点で栄養成分をそれほど効率的に摂取できる食材ではないのです。

そんなふうにたまに食品成分表を見て、自分の食事の栄養チェックをしていただいて、食生活への常識力を高めていただければ嬉しいです。

食の「常識」をアップデートしよう

食には、固定観念や思い込みもつきものです。

食事は「手作り」がよくて、「出来合い」のものは悪いというのも、典型的な思い込みの一つといえるでしょう。

手作りの食事には、それはそれでよさがありますが、毎日の食事をすべて手作りというのは、かなり大変です。

また、**出来合いのもの＝健康に悪いとは一概にいえません**。

食品添加物を心配されるかもしれませんが、日本の厳しい基準の中で使用されています。また、食べる量を考えれば炭水化物やたんぱく質、脂質の方が圧倒的に多いわけですから、栄養バランスを整えることを優先的に考えたほうがよいと思います。

コンビニをのぞいてみると、冷たいご飯の代表格「おにぎり」がバリエーション豊富に陳列されています。しかも、都度、都度、新商品も登場します。「こんなの見たことない。食べてみようかな」という発見もあります。**栄養バランスを考えたおかずメニューも多彩にそろっていますから、そうしたものも上手に取り入れて、ラクして健康的な食生活ができるなら、大いにけっこう**なことではないでしょうか。

・ファストフードもアレンジ次第で健康的に

同じような思い込みで言われなき汚名を着せられているのが「ファストフード」でしょう。それこそ十把一絡げに「ファストフードはよくない」と烙印を押す人がいます。その筆頭にあげられるのが、ハンバーガーです。

「添加物をたくさん使っていそう」という声も多いですが、**農家から直接食材を仕入れるなど、多くの工夫がなされています**。

たまには、こうしたファストフードを食べたくなりますよね。私はむしろ、生活の中でこうしたファストフードもうまく活用すればいいと考えています。**テイクアウトで持ち帰って、足りない副菜や汁ものを足せば、りっぱな栄養バランスのよい食事**になります。たとえば、サラダとスープをプラスすれば、主食・主菜・副菜・汁ものがそろいます。本編で紹介した定食メニューを作る要領です。

食べたいものは食べる。そんなふうにして、健康的なメニューにアレンジしてみてはいかがでしょう。

「自分の直近の心理状態」で、食事のおいしさが増減する

私は、食事は楽しい気分で食べることが大切だと思っています。

食はそのときの感情に左右されやすく、感情によって食べたいものも変わるという傾向があります。

気分が前向きなときにはヘルシーなものを好み、**逆にストレスを感じていたり気分が落ち込みがちなときには、ジャンクフードなどのからだに悪そうなものを積極的に食べたくなる傾向がある**ことがわかっています。

つまり、健康的な食習慣を送るためには、日々、**前向きな気持ちで過ごすことが大**

切だということです。とりわけ、重要なのは、食事の前の気分です。ショックなことがあって落ち込んだりイライラしたりしていても、食事の前は、気分を切り替えるようにしましょう。

好きなテレビやドラマを見たり、リラックスできる音楽や「推し」の歌を聴いたりして、明るい気分になれるように工夫してみてください。

そうしたハッピーな気持ちになれば、必然的に食べたいものや食事の内容も健康的なものになっていきます。

外食を楽しもう！　たまには「贅沢」も

食事は「からだの栄養」を満たすものですが、さまざまな会話をしながら「心の栄

養」も満たすものでもあります。ところが今の日本では、単身世帯が増えており、食事の時間は会話をしながら楽しんでといわれても、会話する相手がいなければ、食事は味気なく、つまらない時間に感じてしまうのも致し方ないことなのかもしれません。

そこで**おすすめしたいのが外食**です。毎日、同じ景色での食事では、夫婦であっても一人であってもマンネリになるもの。ご夫婦でも、お一人でも、どんどん外に出かけていって、食事を楽しんでいただきたいと思っています。何も高級レストランに行って、といっているわけではありません。ご近所の洋食屋さん、定食屋さん、焼き鳥屋さんや居酒屋さんでもいいでしょう。日本には、手軽な価格でおいしいものを提供する外食産業がこれだけ賑わっているのですから。

イギリスには、パブ文化があり、近所のパブに出かけてお酒を飲んだり、食事をしたりしながら、ご近所さんとおしゃべりを楽しむという習慣があります。ところが日本では、「お金がかかるから」「面倒だから」「一人では行きにくい」と躊躇《ちゅうちょ》しがちです。

外食の頻度が高い人ほど、「自分の健康状態はよい」と答えているという調査結果もあります。

出かけてみると、意外においしい、気楽に入れる、一人で来ているお客も多いなど、いろいろな発見があるはず。毎日の食事にたまにはそうした刺激を与えて、メリハリをつけてみるのもいいでしょう。ご近所の顔見知りと遭遇して、思わず昔話に花が咲くということもあるようです。

ちょっとのぞいてみると、意外なほど一人の来店客が多いことに驚きます。単身者が過半数を超えている日本、皆、コミュニケーションを求めて来ていますから、気楽な気持ちで出かけてみてください。

「外食」を楽しむのと同じように、たまには「贅沢」も楽しんでみてほしいと思います。

いつもより奮発して、ちょっとおしゃれして、高級レストランに出かけてみるのはいかがでしょう。想像しただけでも幸せな気分になるのではないでしょうか？

現代は、**食事をコスパ第一主義で語りがちですが、リーズナブルなお店と高級店では、やはり、料理も空間もサービスも、どれをとっても味わいが異なります**。ときには、そういうシチュエーションを味わう心のゆとりを持ちたいですよね。

そんなお店では、ふだん食べないような料理を思い切ってオーダーしてみましょう。最高級の牛肉を味わってみるのもいいと思います。今どきの「映える」盛り付けが演出された高級フレンチに舌鼓というのもいいでしょう。

もしかしたら、ちょっと脂肪分多めの食事になるかもしれませんが、いいじゃありませんか。毎日、食べるわけじゃないのですから。

どうも日本人は、食事となると、「1日3食しっかり食べなくちゃ」「甘いものはよくないから、なるべく控えよう」「粗食がいい」などと、健康面ばかりに着目しがち。**食事をまるで義務や規則のように捉えてしまいがち**な気がします。

そう、**食事は「からだの栄養」だけでなく、「心の栄養」でもある**のです。

健康になることが食事のゴールではありませんよね？ それでは、いくらなんでもつまらないですよね。そう、食事は、人生を豊かに楽しむためのひとつの大事な構成要素です。楽しむことを犠牲にするような食生活は、本末転倒だと思うのです。

「明日は、何食べようかな？」なんて考えて、わくわくして楽しいのが食事。

食事を楽しんで、人生も大いに楽しみましょう。

おわりに

突然ですが、あなたが「食事でワクワクする！」「これを食べるぞ！」と最後に思ったのはいつでしょうか？　なんとなくメニューを考えて、なんとなくスーパーやコンビニに寄って食材を買い、そしてなんとなく食べる……そのような日常を過ごしている方も多いのではないでしょうか。

さらに、健康やダイエットのために「あれを摂ろう」「これを減らそう」と頑張ると、どうしても、食事がしんどくなってしまいますよね。

こと「炭水化物」というと、どうしても摂らない（減らす）方向で、正しい摂り方をどうするのか、という話になりがちです。

しかし、これまでの研究や経験から、そもそも摂らない（減らす）という方向自体が間違っているのではないかと思っています。そして実際、私の周りにも、健康になろうとして炭水化物を減らし、結果的に心もからだも不健康な方向に向かってしまう、という方がいらっしゃいました。
だからこそ、しっかりと炭水化物を摂り、そのうえで、どのように摂るのかという提案をしていきたいと思い、今回の書籍でご紹介してまいりました。

しっかりと炭水化物を摂っていいんだ、と知れるだけで、少し気持ちが楽になれるかなと思います。さらに「明日の夜は何を食べようかな」「これを食べたい！」と、食べること自体に対して前向きになれると、これから、あなたが食べるであろう何万回もの食事をさらに豊かにできるようになるのではないでしょうか。
この書籍を通して、正しい炭水化物の摂り方を知り、心とからだの健康の一助にしていただけたのなら、これほど嬉しいことはありません。

文教大学教授　笠岡誠一

9割の人が間違っている炭水化物の摂り方

発行日　2024年9月13日　第1刷

著者　　笠岡誠一

本書プロジェクトチーム
編集統括　柿内尚文
編集担当　入江翔子
編集協力　久保範明、葛西由恵（インパクト）、
田代貴久（キャスティングドクター）
装丁デザイン　井上新八
本文デザイン＋DTP　菊池崇＋櫻井淳志（ドットデザイン）
イラスト　植本勇
校正　澤近朋子

営業統括　丸山敏生
営業推進　増尾友裕、綱脇愛、桐山敦子、相澤いづみ、寺内未来子
販売促進　池田孝一郎、石井耕平、熊切絵理、菊山清佳、山口瑞穂、
吉村寿美子、矢橋寛子、遠藤真知子、森田真紀、氏家和佳子
プロモーション　山田美恵
講演・マネジメント事業　斎藤和佳、志水公美

編集　小林英史、栗田亘、村上芳子、大住兼正、菊地貴広、
山田吉之、大西志帆、福田麻衣
メディア開発　池田剛、中山景、中村悟志、長野太介
管理部　早坂裕子、生越こずえ、本間美咲
発行人　坂下毅

発行所　株式会社アスコム

〒105-0003
東京都港区西新橋2-23-1　3東洋海事ビル
編集局　TEL：03-5425-6627
営業局　TEL：03-5425-6626　FAX：03-5425-6770

印刷・製本　日経印刷株式会社

Printed in Japan ISBN 978-4-7762-1356-7

本書は2020年8月に弊社より刊行された『腸活先生が教える病気を遠ざける食事術　炭水化物は冷まして食べなさい。』を改題し、加筆修正したものです。